U0054813

一切都是最好的安排

乳癌帶來的5趟旅程，重新發現生命的美好

二小姐・著

推薦序

疾病——人生旅途的休息站

巫宏博

照顧癌症的病人幾十年了，作為一個臨床腫瘤醫師，我早已練就了傾聽病人滿腹牢騷的本事，也很能在那茫茫的、綿密的言語苦海中找尋適當時機，迅速出手拉病人一把，或揮舞慧劍，立斬其千絲萬縷的煩惱，使其看清眼前的主要問題，引領病人一起尋思最佳解決方案。

但是兩週前的這件事，卻令我一時不知所措……，你怎麼想？一個年輕的女病人完成乳癌化療後的某一次門診，看完時站在你面前，突然遞過來一個厚厚的牛皮紙袋，告訴我她這段時間寫了一本書，希望我為這本書寫序言。

第一時間的訝異，是為了幾個原因：一、大部分的癌症病人在面對疾病和治療時，都會陷入不知所措的焦慮甚至恐慌的狀況，怎麼有人還能在治療過程中寫一本書？二、從病情解釋到化療的過程中，她是一個相對安靜的病人，而先生總是陪伴在床邊，印象裡面偶爾有化療後的不舒服，似乎沒有特別的狀況發生。這樣不舒服的經驗，有什麼特別的內容值得寫成書呢？還是要爆料我們的服務不周？

雖然有許多疑問，站在支持病人的立場，我還是抱著滿腹狐疑，利用工作之餘開始閱讀她的書稿。沒想到讀著讀著，竟一路跟作者引人入勝的思路走，讀畢掩卷竟思潮翻湧不能自已……

首先，這本中忠實的記錄了，作者如何面對癌症的威脅，與疾病和治療帶來的不舒服。在書中我們能看到她罹癌前後的心路程，如何一步一步逐漸走出心情的幽谷，如何面對親友同事的詢問，如何不抱怨地、正面看待疾病停頓下來的人生，並且利用這段人生空檔，去重新調整與週遭朋友的關係。

「生、老、病、死」是人生的四堂課，每一堂都會帶來身心的重大衝擊。作者面臨的是在第一堂「生的喜悅」中，越過第二堂的「老化之哀」，直接跳級進入第三堂「疾病痛苦」，偶爾還必須窺看第四堂課「死亡威脅」的樣貌。對於年輕的癌症病人而言，這樣的人生跳級課程，通常會帶來心理上極大的挑戰，然而她似乎兼具有超乎年齡的老靈魂，強大的生命能量，以及很高的悟性，能夠克服波折，履險如夷，不僅順利按照計劃完成癌症治療，還頗有餘裕地用深刻的反思，留下了這一段人生歷程的珍貴紀錄與體驗。

常常在生動的敘事之後，作者會透過對自己內心的剖析和體悟，以一種自我解嘲的方式，呈現出體悟出的生命智慧。更難得的是，這段罹癌人生，雖然帶來了病痛和生活的挑戰，她卻能舉重若輕的，經常保持幽默和希望，並且善於在生活裡隨手擷取心靈雞湯，用一種毫不說教的方式呈現出來。

我相信這本書，能夠成為撫慰病患內心的良好工具，也能激勵病患抱持希望，以正面的態度面對疾病人生。疾病雖然帶來痛苦不便，但從另一方面來說，他提供人生的休息站，讓我們從汲汲營營的生活中停頓下來，重新審視自己當下的生命樣貌，幫助我們找到生命真正的價值。

此外，這本書也提供了珍貴的病患視角，讓醫護人員能從不同角度去了解疾病的樣貌和影響。

最後，我期望作者和所有的病者，能從疾病中順利痊癒，並且讓這本書陪著所有人，在人生的疾病休息站豐收智慧，滿載而歸！

＊作者為台北市立聯合醫院仁愛院區　血液腫瘤科主任

推薦序
禮物

謝旻翰

作者正值盛年罹患乳癌，彷彿一個老天開的玩笑般，然而，她勇敢而正向，接納「疾病，是身體要說的話，也是生命的禮物」，從而開始認識自己的身體，調整生活步調，善待自己，並深刻感受「老爺」（先生的暱稱）對她無微不至的愛。

我看著她一路走來的轉折與放下、堅定與自信，在她誠懇與讀者分享的文字中，更印證了這趟人生的「意外之旅」——癌症並不是噩夢，它幫作者尋回了最珍貴的人間寶物。

理解自己的身體，認識疾病的虛與實，並配合醫師的治療計劃，作者不止跨過人生的小關卡，她的信念和意志將引領她探索未來的美好，並更自在的享受當下，衷心祝福她。

*作者為沂禾中醫診所醫師

推薦序
行水窮處，覺念起時

黃素菲

這不是一本需要畫大綱、做筆記的書。而是一本行雲流水，一點都不費力，就可以一頁一頁讀下去的書。一開頭就寫去醫院檢查，一點都不突兀。中間自然而然穿插老大人、母親早逝、不親近的姨母、老爺與作者的年齡，自然順當、渾然天成。有生活的日常，有同事的勾心鬥角，有在職場中流轉的現實，有家庭的細緻面貌，當然更有著罹癌者面對不確定病情的「擔心、焦慮」，和厭煩不近不遠朋友群「淺層安慰」的共同心情。「安慰」絕對不是容易的事情，「陪伴」更是一門高超的藝術。

因為，罹癌者的世界，完全不同於健康者的世界。罹癌的病人從絕望威嚇下的情緒狀態到擁抱驟變下的希望信念，這意味著原來的世界都整個產生質變。此時罹癌的病人的「希望」，根本上不像是健康的人普遍處於一種可期待的、前瞻式的目標，因為在極限處境中，原本未生病之前的世界已經破碎了。罹癌的病人置身在晦澀不明，充滿絕望的情緒狀態中，此時罹癌者的「希望」是跳躍式的，從一個崩塌的世界跳躍到另一個無法被預期的世界。「希望」在此時召喚著罹癌的病人，無論碰到什麼樣的絕境，都彷彿有著聲音告誡自己：不要放棄希望。這也可以說明何以作者幾乎完全甩開過去，像換了個人似的宣告著、實踐著：要「成為作家」、要「成為講師」、要「對學習老爺說謝謝」、要「從現在開始幸福快樂的生活！」在這個意義下，「希望」是一種深層的，不由自主的，對意外完全敞開的生命意義表達。

醫生在做重病的病情告知時，總是會問：「你一個人來嗎？有家人一起來嗎？」其實就算有家人陪著一起來，生病還是病人自己的事情。疾病剝奪的絕對不止是健康，更剝奪自主權和理所當然的生活日常感。罹病使我們掉入不確定的未知之中，似乎會怎樣又不確定會怎樣，帶來無止盡的焦慮。生病的可怕除了病痛、不適、改變生活之外，還有一種恐怖是「標籤」。雖然每個人罹病的原因各有差異，對於罹病與手術的反應各有不同，每個人對化療的反應，也是差異極大。但是，進入醫療，「專業」的SOP接手，病人成為一號碼，一個病名的標籤，例如「乳癌」、「傳說中的紫色斗篷」。一旦成為病人，人的個別性被抹除、淡化、模糊掉，病名成為統一的鮮明符碼，大家都在醫療體制中同一個病名的標籤下，成為某種共同的集體面貌。

生病的人，惦記工作和老闆，其實是想找回昔日未曾被疾病剝奪的穩定感與日常感。堅強，就是勇敢面對；勇敢面對，就是孤獨一個人奮戰；而孤獨一個人奮戰，真的很辛苦。過去的「發生的事件」與現在的「敘說曾經發生的事件」交織，敘事形構在這兩者中打開了中介空間，讓敘說意義得以蘊生。作者幽默地說：「就算百業蕭條，醫院的生意還是一樣好？我可以不買衣服、不玩樂，就是不能不看病，更何況，癌症是人類長壽的必然代價。」這個觀點顯然比老大人的「業力引爆說」，更加理性而易於接受。

六次化療，猶如一種入監服刑的判決，必須刑期屆滿才能脫離監牢！作者在字裡行間流露的樂觀、沉靜、反思，這並不是每個人都能做到的。敘說並非用語言或意義喚回已經成為過去的生命事件，也不是尋求一個最終的敘事整合，而是在敘事流動的過程中，帶出人活著的時間與情感，讓因為疾病打擊而流亡、失根在現實中的人們，在時間的敘事中，找到一個可能暫時安置自己的位置。生病似乎為作者的人生劃下一個小句點，使她勇敢、堅定地開展出人生下半場，從此，另起一段新的章節。作者直逼生命底限而說：

「現在，不會一直在；明天，也不會一直來。我，不要再想著遙遠的未來，要開始看著真實的現在。」她為自己擬了一份「不遺憾清單」，這是好實際的領悟，更是好偉大的開始。

敘事的時間是類似於德勒茲在《千高原》中所提的概念，一種接近地下莖式的時間流變。地下莖式時間是無限的異質性，是皺褶的時間，是繁複而不是單一。敘說者的敘事時間有著自己的質量、速度與力道，可以是過去與現在的交錯，時光的凍結，也可能帶出流動力量與逃逸路線，使得敘說者獲得與眾不同的個人見解：「我不是追求時下提倡的『斷、捨、離』或『極簡』，而是想追求『快樂不是擁有得更少，也不是擁有得更多，而是擁有的都是我想要的』，這種令我心動的感覺」作為自己的能動力量。或是，我們總是瞻前顧後，總是諸多顧慮，總是辜負自己、成全別人，作者領悟到：「除了我自己，誰也沒有資格評價我的人生！」造就了她無可取代的突圍路線。

當我們開始敘說與生命事件有關的經驗，敘事展開的同時，反思能力就已經啟動，我們在每一次的敘說中都可能帶出新的生命理解。生病讓人重新反省自己的生活方式，聆聽身體的聲音。生病可以說是長久濫用「身體」之後，它的反撲！所以作者語重心長地說：「承認吧！有部分責任應歸咎於自己……一切都是我自己選的，只是我沒想到自己將在日後付出代價而已。」生病了就勇於面對，錯過了就趕快面對，作者認同：「在疾病的船上，醫生就是擺渡人，一起安全到達彼岸。」這實在是病人與醫師之間的人間美學。但是對於許多病人與家屬，要做到單純的相信醫療專業，多麼困難！

從社會建構的觀點來看，自身且靠著自己完全獨自一人學會生活，或是自己教會自己怎麼生活，是完全不可能的。唯有向著另一人，而且是透過疾病、意外、死亡來學，因為生活，就是在生與死之間進行的，也就可以理解何以作者說：「當我以為，能被無微不至的照顧是一種幸福，才發現，能照顧別人是一種福氣」。更重要的是去發現：「被自己耽誤的自己……不要錯誤使用魔法！」才能夠回來珍惜已經在身邊的珍寶，才能回來好好照顧自己的身體，才能勇敢地擁抱自己的願望，才能發願從現在開始要幸福快樂的生活，才能感恩在醫療符號下還記住自己名字的羅大哥：「雖然也很感謝其他護理師的付出與專業照顧，但羅大哥的真心關懷，更是讓我念念不忘，並由衷的感謝這段期間，有他真心的對待與付出，畢竟他是唯一能喊出我名字的人。」敘說的地下莖時間本身就帶有無限的自由與可能性，使得罹癌者與照顧者之間的關係溢出類型學的分類，而進入到一種關係的流變性。

列維納斯（Levinas）所討論作為倖存者的罪咎感（guilt），是一種純粹的，沒有任何過錯與債務的罪咎感。作者覺察到自己對待老爺的狀態：「他腳受傷那段期間，我對他的照顧總是帶著煩躁和不情願，總覺得因為老爺讓我的生活增加了許多困擾與不便，我想，這些負能量老爺都有感受到吧！但他卻什麼也沒有說的，默默接受這一切，在我需要照顧的時候，仍然無怨無悔的全心照顧我。」在這種純粹的生命與生命的交流，產生一種對自身所作所為在關係映照下的領悟，因此才會說：「只有兩個人，也要一直牽手到最後」；「平淡的生活背後，其實藏著滿滿的愛」；「親密的伴侶，才更應該常說『謝謝』！」這種罪咎感在本質上是一種完全被他人信賴（entrust）的責任感，也就是完全放掉自我，把他人放在自己之前的絕對優先性，散放出無限責任與神聖性。

從後現代的位置來看疾病，認為生病是人生的必然，就如死亡也是人生的必然！我們都會死亡，但是大多數時候，大多數人都活得不像會死的樣子！如果我們能夠「與死共生」（living with dying），那麼我們也可以「與病共生」（living with sickness）！疾病之所以能夠被科學客體化，是因為疾病一出現就是對原本和諧生活的擾動，它突出了原本生活的背景，進入了醫療的直接凝視。但健康恰好相反，所謂的健康其實是一種隱蔽的狀態，這種隱蔽就是一種現實生活的平衡狀態與圓滿感受，因此作者說：「我也老實的向自己懺悔，向自己的身體道歉，害她受苦了！愚蠢的我，在生病之後才發現，原來能夠照顧人是一種偌大的福氣，因為那是身體健康、能力有餘的象徵！」

這本書的作者用自身經歷告訴我們，活著不被疾病打敗，就是健康。健康不是沒有生病，健康是沒有因為生病而失去想要的生活。吃飯吃飯、睡覺睡覺、耕作有時、出入有時，生活不被疾病吞沒，就是普通正常人。

＊作者為臺灣師範大學教育與輔導研究所博士、國立陽明大學人文與社會教育中心教授，著有《敘事治療的精神與實踐》

自序
生命的火花，往往來自意想不到

感謝乳癌，讓我寫下這本書。

二小姐，是我為自己的腫瘤取的名字。初相見時，醫生說她的大小有兩公分，她的一邊長得圓潤飽滿，另一邊則長得蜿蜒曲折，我猜她應該是個淘氣的小姐，所以幫她取名為二小姐。

同時，這也是我人生的另一個開始，因此以「二小姐」為筆名。

從小，我就想成為一位作家，但始終不敢付諸行動，擔心自己寫得不好，害怕選擇了一條養不活自己的路。也不知道從哪裡開始，「乳癌」正好給了我一個開始的契機和方向。

疾病是個討人厭的東西，是威脅我們生命可怕的敵人，但經歷過疾病才知道，只有疾病能讓人停下腳步，審視自己、了解自己和陪伴自己。疾病背後真正的意義，只有當自己親身走過一遭，才能真正懂得疾病想說的話。

這將近一年的時間，我蛻變成一個更好、更柔軟的人，也學會向內探尋更多迷失的自己，一步一步的把自己拼湊成更完整、美好的那個我。

當然我也經歷過無語問蒼天的階段，也曾經覺得地球即將毀滅，但也只是「即將」而不是「已經」，那在地球開始毀滅之前，我能不能做些什麼？我想不想做些什麼？於是，我的內心開始產生「至少我要寫出一本書」的強大信念，然後跟著我的信念開始行動。

你相信疾病有自己的才能嗎？我相信，而且深有同感。疾病雖然帶給我痛苦，但同時也帶給我許多的愛和勇氣，讓我可以面對自己的內心，學會更愛身邊的人，知道這個世界有多溫暖，也終於學會愛自己。

疾病是一趟重新塑造人生的旅程，不管之前的我過得如何，疾病都給了我一個「重生」的機會，讓我無限感恩的是，老天透過疾病讓我看見生命的意義，而不是設下一個意外，一舉奪走我的生命，留下無限懊悔。

不知不覺的，我完成治療了。本來以為很漫長的路，走著走著也到頭了，那些路上的辛苦都是過程，唯有走過才知道個中滋味，幸好最後都將成為生命的養分，豐富我的人生。

感謝這段期間，所有醫護人員的付出與努力，讓我能朝向治癒之路邁進；也感謝身邊所有認識我或與我接觸過的人，你們「不問」的體貼讓我生活得更自在；還有曾經被我麻煩過的外送員，謝謝你們！因為你們，我順利度過不便覓食的階段；也要感謝那間可以客製荷包蛋的店家；更重要的是，要謝謝我們家老爺的陪伴，讓我不孤單之餘，還能安心的面對治療。

或許你或你的親友，正經歷著疾病的磨難，不要怕！一切都會好的，上天賦予你的課題，一定是你能解決的，要有信心，相信一切都會沒事。

希望我的書，能夠陪伴你走過一小段艱辛的路，讓受病痛所苦的你，不再感到孤單，讓陪伴病痛的你，疲憊之餘也能感受到一點安慰。

目次
Contents

第二章　重新塑造人生之旅

第三章　自我探索之旅

第四章　發現愛之旅

第五章　下一個追尋之旅

第一章　治療之旅

限制危機對自己的影響。每天空出一些時間來集中思考和討論應對方式，其他時間就忘掉這些事吧！

保存體力，因為這是一場戰爭，而不是一次戰鬥。

我們必須盡全力應對組成戰爭的每一場戰鬥。

錯過了，就趕快補救

一〇八年二月十六日，匆忙用完早餐就趕著出門，除了路途遙遠外，也深怕趕不上報到的時間，出捷運站還照著google map的指示走了將近二十分鐘的路，幸好還是比預期的時間早到了，完成報到手續後，掛號的號碼提前到四十二號後，便開始候診。

禾馨的乳房門診有非常隱密的候診空間，出乎我意料的是，穿著傳說中的紫色斗篷的人還真不少，候診室滿滿的人，我還差點找不到位子坐了，見到此景象，自然覺得放鬆不少，至少我不孤單呀！

因為是初診，所以由親切的護理師先跟我做檢查前的諮詢，我才知道以我的年齡沒有做過任何乳房檢查實在是太晚了，因為荷爾蒙對女性身體的影響真的超乎我們自己的想像，除了每個月固定的週期外，懷孕期間更是個增加荷爾蒙對身體影響的時期，所以女性應該從二十幾歲開始，就要定期的關心自己的乳房健康，而我都……三十八歲了。

好吧！反正錯過就是錯過了，也只能趕緊補救嘍！

檢查的項目有一般的超音波，和高層次的3D超音波，差別在於解析度，高層次的影象當然更能把乳房內的硬塊，清楚呈現在醫師的螢幕裡，有助於醫師更準確的判斷……等等，礙於已經有異狀又是第一次做檢查，就乾脆一次看個清楚吧！所以當機立斷就選擇了高層次的超音波檢查，而且當天就能檢查，當天就能知道結果（這也太刺激！）。

檢查過程中，放射師很仔細的解釋了檢查過程，真正的高層次超音波其實是機器自動操作的，但因為高層次超音波的探頭較大，無法和腋下有緊密的貼合，為了避免檢查的疏漏，所以放射師會先以小探頭手動做一次超音波影像紀錄，然後才使用機器進行高層次的超音波檢查，真的是很舒適的檢查過程，沒有可怕的疼痛感，也沒有被粗爆的對待。

檢查結束後，又在候診室等了一會兒，真正見到醫生已經是十二點半的事了，不同以往的是，這診療室是沒有燈光的，只是電腦螢幕的光，或許這樣才不會影響醫師的判斷吧！

醫師先是問了一句：「今天妳自己一個人來嗎？」我說：「對」。接著醫師淡淡的說道：「這個是腫瘤喔！要化驗，兩公分。等一下出去簽門診手術同意書和麻醉同意書。」我居然也淡定回了聲：「嗯！」然後就走出診療室。

話說，我怎麼可以獨自面對這一切？我怎麼可以如此淡定？但誰知道我內心也是激動不已呢？也是需要深呼吸才能緩和情緒呀！慶幸的是，我選擇一個人到醫院，否則我可能在處理自己情緒的同時，還得顧慮老爺的心情。

終於要切片了，到目前為止的經歷都和網友分享的一樣，或許也因為事先知道了大概的流程，所以沒有太多的恐懼，但切片就不是這樣了，畢竟是有侵入性的，哪怕我事先知道過程迅速且不痛，在我躺上診療床上的那一刻，還是有種悲從中來的複雜情緒，只能強忍著情緒經歷這一切。

切片過程中最痛的就是……打麻醉藥！可愛的護理師為了緩和我的緊張情緒，還問我會不會痛？我一句「會痛還得了？」逗笑了醫生和護士，結束可怕的切片後，護理師會再仔細教導傷口護理方式，然後才到更衣室換回自己的衣服，結帳領藥回家。

不得不說，生病還真的要有本錢才行！也沒有想過自己申請的信用卡，有一天會用在醫療行為上；走出醫院後，已經是下午快兩點的時間了，又餓又累又震驚的，真心無法再悠閒的走回那遙遠的捷運站，只好到最近的公車站找尋可以搭乘的公車，因為沒有直達的公車，所以最後放棄轉程公車，慢步回家。

走路總是能讓我放鬆，同時思考很多事情，但這天走在路上腦子卻不太靈光，倒是眼淚默默地流，在我眼前的是全所未有的恐懼和焦慮。

疼痛，是為了健康的活著

一大早，醫院的行政櫃檯都還沒開始運作，就有不少爺爺奶奶爭先恐後的，用健保卡在號碼機前的地板上排隊，這景象對我而言還真是新鮮，但我一大早八點未到，就和老爺坐在等候區等待也很離奇。

轉診，總有些緊張，又被耳提面命要提早報到，所以乖乖的按照表定時間開始等候。

填寫初診資料後，又得到了一組病歷號碼，然後開始我的轉診歷險。

乳房門診，位在一個極度隱密的角落，與其他各式的門診完全是分開來的，因為每個坐在候診區的女性，都只罩著一件飄逸的斗篷，隨便一舉手一投足都有可能曝光，此外，診療室的對面就是乳房攝影室，旁邊是更衣室，還有更重要的，個管師與病人會談的地方，這樣的設計讓看診的病人，都能自在的在這個專屬的空間裡活動。

因為報到得早，所以很快就見到醫生了，但卻要再做一次超音波的檢查，而且還是要做乳房攝影，我真心沒有很想要做這個檢查，不過聽說這一系列的檢查，就像ＳＯＰ一樣都是固定的，所以沒得選，只有按表操課的分。

醫生還是問我：「今天妳還是一個人來嗎？」

我笑著說：「今天有人陪我來。」經過醫生同意後，我才趕緊把老爺帶進診間。

「依據腫瘤大小的判斷，目前應該是第一期，所以今天要再做一些檢查，確認身體其他地方有沒有受影響。」醫生把之前對我說過的話，又對老爺說了一次。

同時，也確定了開刀的日期，就在幾天後的星期五，這一切還是如夢一般的不真實。

很快，我們就被請出診間，見到了傳說中的個案管理師，她拿著一疊紙，有條理的分類、裝訂，並細心的幫我編上編號，叫我照著順序跑流程，這其中包含預約正子攝影、前哨淋巴攝影、抽血、腹部超音波、開立診斷證明、批價、重大傷病卡申請和可怕的乳房攝影。

先來的，當然就是乳房攝影了。

乳房攝影的機器滿新穎的，和我想像的不同，再來，放射師年輕又漂亮，動作其實很輕柔也很客氣，還一直叫我要忍耐，因為真的非！常！痛！

一般乳房攝影會照兩個角度，而且兩邊乳房都要照，放射師揭盡所能的把我的乳房撥到平台上，然後熟練的用腳操控機器，直到確定乳房都在拍攝的範圍內後，用力夾緊……（覺得痛就吐氣喔！放射師這麼說），所以我是張著嘴、面目猙獰的強忍著痛完成第一個角度攝影的。

第二個角度因為要拍攝到腋下，所以放射師會把機器往左右轉四十五度，然後除了乳房之外，連腋下都要靠著機器，而且漂亮的放射師會用最符合人體工學的方式，把我不符合人體工學的靠在機器上，除了機器夾緊肉肉的痛之外，其實最痛的就是皮膚和拍攝平台的磨擦了，拍完第二個角度的時候，我真的覺得自己要哭了，因為真的夭壽痛呀！

無奈的是，放射師看完片子後跟我說：「要再加拍一張，因為乳房有鈣化的現象。」接著又補了一句：「這個會更痛！」我的下巴差點沒有掉下來。

此刻，我忍不住和放射師聊起天了，她把我的乳房重新放回拍攝平台的同時，我感嘆的跟她說：「身為女人也太命苦了！竟然要受這種折磨。」放射師笑著說：「對呀，沒辦法！但乳房組織就像絞肉，所以要壓平才能撐開組織，看清楚裡面有什麼。」

哇塞！「絞肉」這個形容詞未免太前衛，我還不知道可以這樣形容身體組織呢！

這次拍攝，擠壓乳房的工具變小了，而且夾得比前兩次都還要緊，放射師除了先用踏板把機器夾緊外，還手動轉了兩下讓機器夾得更緊，根本是痛到無法呼吸了呀！

結束乳房攝影後，我跟老爺說：「超級痛的，要不是放射師很美，我真的會想罵三字經。」

直到晚上，我都還覺得乳房隱隱作痛，而且這種痛，之後的每一年都得經歷一次，好確保我的乳房安然無恙。

簡單的檢查，原來一點也不簡單

一夜之間，我擁有了重大傷病的身分，今天開始，因為這個疾病看診只需自費五十元。

每天睜開眼就是準備往醫院報到，這種感覺其實很差勁，每天都在經歷不同的新體驗外，「未知」也讓人很不舒服，失去主導權的感覺更是，而這一週是已經確定要在醫院度過了。

我空腹等著做檢查，老爺也不好意思吃太多東西，十二點報到後，就被帶進豪華的小房間裡等待，柔和的壁紙和燈光，營造著舒適的休息氛圍，還有專屬的廁所可以使用，完全就是套房等級了呀！鮮少和醫院打交道的我，真心不知道醫院也有如此溫暖的角落。

我準備做的是正子攝影的檢查，因為ＦＤＧ藥物有輻射的緣故，從打針開始就被隔離在小房間裡，且藥物需要一個小時的時間才能被吸收，所以我也在小房間裡小睡了一下。

正式檢查前，得先排空尿液，並喝三杯水脹胃，然後就被五花大綁固定在機器上，準備開始檢查嘍！

維持同一個姿勢二十到三十分鐘後，機器發出一陣音樂聲響，表示檢查結束，但放射師一把我從機器上鬆綁，就劈哩叭啦的說：「小姐，妳會覺得冷嗎？」、「妳會冷怎麼沒有說？」、「這個檢查身體不可以冷，否則會影響肌肉對藥物的吸收，等一下醫生看一下影像，如果需要重做檢查，我們會再補做一個十－十五分鐘的檢查。」一頭霧水又餓又冷的我，心裡覺得有些不快，在檢查之前，並沒有誰對我解釋過這些，因為這樣影響檢查結果難道又怪我嗎？

做完第一次檢查後就可以進食了，老爺幫我買了一杯綜合果汁，我又像搞自閉般的，一個人在溫馨的小房間裡喝果汁等時間，因為在我之後有其他人接著檢查，所以最快也要等這個人檢查結束後，才能知道是不是需要進行第二次的檢查。

沒有意外的，在一陣機器音樂聲響後，放射師便開門來找我了，這次換個立正的姿勢被綁在機器上，只重點拍攝了身體的影像，果然很快就被釋放，但我也餓到有氣無力了，檢查結束已經是下午三點多的時間了。

在噩運中，找到不會痛的幸運

因為二二八連假的關係，本來週四（二月二十八日）住院的也提前到週三（二月二十七日）就必須辦理住院，而且時間還是早上十點以前要辦理好入院手續，這讓我原本還算平靜的心有了起伏。

在醫院一樓的住院櫃檯報到，登記病房號碼，且取得兩大張姓名貼之後，換到二樓的住院櫃檯領取陪伴證後，就直奔病房。

一出電梯，刺鼻的消毒水味就讓我感覺不舒服，再加上報到的護理站前，有一位老先生正為了抽血的問題在護理站前破口大罵，加重我的焦慮和不安，一進到病房時就情緒低落的想哭，是一種對於未知的恐懼。

最恐懼的就是「開刀」這件事了，與二小姐相識以來，我每天都在體驗新的人生，而開刀這種沒事不會遇到的事，也因為神祕而變得更可怕了。

之前老爺大腿骨折開刀時，痛到臉部扭曲的畫面我還記憶猶新，當然也擔心自己開刀後，會不會也要忍受如此劇烈的疼痛，想到這裡自然心情就無法平靜。

很快的，專科護理師拿來一疊檢查單要我先去做檢查，順便預告關於開刀當天的事，護理師說當天醫生有四台刀要開，而且開刀的順序是依照年齡排的，我……不巧剛好是當天最年輕的，所以排在最後一台，因為開刀前一晚的午夜就要禁食，年輕就比較耐餓，所以放在最後，聽到這裡我忍不住笑了，因為光是這週的檢查，我就已經餓瘦了呀！再多餓一天應該也沒什麼。

住院的這一天，正巧也是回診的日子，因為上午診的醫師還沒結束，導致延誤了我們下午的門診，等待門診的期間，和同是乳癌病友的義工媽媽聊天，我說出了對手術的擔憂，義工媽媽親切的要我別擔心，不會痛！她說：「乳房不像身體其他的部位有很多神經，因為乳房身負哺乳的重責大任，本來就沒有什麼神經，所以不會痛。」而且義工媽媽已經治療好，二十多年到現在都沒事。

而且那個年代的化療，副作用比現在的化療更嚴重之外，還沒有所謂的止吐針或止吐藥可以使用，就是只能認真的吃、認真的吐，直到藥效過去。

聽到這裡我真心慶幸自己的幸運，病期是輕微的第一期，可以做保留手術，生病的部位也是人體神經最少的地方，同時還預防性的做了一次全身健檢，這不是幸運，什麼是幸運呢？

帶著這份幸運，我要來去完成最後的兩個檢查嘍！前哨淋巴攝影和腹部超音波。

本來排定的檢查順序是，先前哨淋巴攝影，再腹部超音波，但因為前哨淋巴攝影的藥劑有微量輻射，為了避免其他病人接觸到我身上的幅射，所以最後把兩個檢查的順序對調了。

值得一提的是，那前哨淋巴攝影的藥劑，是打在開刀側的乳暈上，這一針也是非同小可呀！超痛！

就這樣，完成了治療的第一步

三月一日清晨六點，天才微微亮，病房助理就像押解犯人般的拿著手術服，要我立馬把衣服換上……真心覺得圈圈叉叉，把病人從睡夢中叫醒，就站在床邊逼人換衣服，這是有事嗎？還跟我說這是他們的作業流程……

心不甘情不願換好衣服後，只好刷牙洗臉等埋針了，因為「手術禁食中」只能依靠點滴來補充必需的營養素，七點半多醫生來簡單的標記了手術的記號後，就開始在病房中等待上戰場的通知，坦白說，是有那麼一點煎熬啦！

終於在十點五十分，病房助理來通知準備進手術室了。

好刺激喔！全身光溜溜只套著一件手術服，連拖鞋都不能穿的坐上輪椅，讓病房助理推進手術室，大概是太久沒吃東西了，竟然還暈輪椅！

進手術室是什麼感覺呢？等待開刀的期間，我不停想著這個問題，就擔心會是很可怕的狀態，還事先參考了老爺骨折開刀的經驗，預先得知手術室是一個非常冰冷的地方。

坐著輪椅被病房助理送進手術室後，自己躺上手術室專用的小床，核對過基本資料和開刀項目及位置後，便望著天花板等待手術室的護理師來領我進開刀房。

但我從沒想過會醒著進開刀房，總覺得這樣會增加我的緊張和不安，一位護理師來領我進開刀房，熟練的把我推進開刀房，過程中我又暈了一次，然後引導我從小床移到手術台上（是的，自己上手術台），令人驚訝的是，手術台是溫的也，好溫暖喔！跟想像中完全不一樣，我還以為手術台會是冷吱吱的那一種（好變態！這個時候不是應該要很緊張才對嗎？），張羅手術準備的護理師看起來有些忙卻不失條理，接上心電圖後，護理師往我的被子裡塞了一個暖氣管（啊……真的好舒服……好溫暖），這完全和老爺的經驗不同，完全舒服的讓我想笑呀！

一切準備就緒後，護理師又逗趣的問我緊張嗎？嗯……我當然是回答有一點緊張！然後就聽到護理師call麻醉科醫生前來麻醉，麻醉科醫生進來後，對著我的點滴管忙了一陣，然後說：「好了，要準備讓妳睡覺嘍！」接著，感覺手臂一陣溫熱後就不醒人事了。

再醒來時，手術已經順利完成了。我躺在手術報到處的牆邊恢復，從疲倦到睜不開眼，到慢慢恢復意識可以清楚的看清周圍環境時，發現我的右胸整個很有感覺呀，哪有不會痛呢？甚至還一度懷疑醫生是不是弄錯把我全切了？

回到病房後，大約三十分鐘後，疼痛慢慢褪去，才好奇的問我家老爺有沒有看到從我胸部取出的東西，老爺說醫生沒讓他看，但他有看到醫生拿一坨東西放在夾鍊袋裡，我這才放心休息。

就這樣，完成了治療的第一步。

沒有什麼不能補救，
只是看要付出什麼代價

回診看開刀的化驗報告，順便跑了血液腫瘤科和復健科，又是意外忙碌的一天。

我的報告分數落在中度風險的——二五點五，醫生說可以選擇做化療+放療+荷爾蒙治療，也可以選擇只做放療+荷爾蒙治療，當醫生問我介不介意做化療時，我沒有正面回應他的問題，因為我更好奇的是做與不做化療的差別會是什麼？但礙於醫生非血液腫瘤專科，也無法對我解釋太詳細，所以幫我會了血液腫瘤科醫生；復健科則是為了預防淋巴水腫，所以需要學習相關的衛教與鍛鍊。

在和個管師討論後續治療方案的過程中，個管師很仔細的對我解釋了我的腫瘤類型，以及依照ＳＯＰ來看後續的流程會是什麼，也很耐心的用白話文解除我和老爺心中的疑慮，真的是個很棒的個管師。

血液腫瘤科醫生在看了我的報告之後，幫我寫了一份治療計劃，也把幾個判斷治療方案的主要指標解釋了一下，更說明了因為什麼原因，所以要做化療。其實乳房外科醫生也是建議要做化療的，只是一般人對於化療還是有

莫名的排斥和恐懼，所以才會問我介不介意做化療？

第一期的乳癌，沒有淋巴感染，但因為在淋巴血管中有發現癌細胞，所以建議要做化療。加上局部切除的套餐放射線治療，再加上ＥＲ和ＰＲ都是陽性，所以要做荷爾蒙治療。完全就是一種吃了全餐的感覺，老爺的情緒也稍稍受了影響，因為前面的化療和放療都結束後，還有為期十年的荷爾蒙治療，讓他在第一時間愁雲慘霧了一下，當然我知道他是擔心荷爾蒙治療會有其他的後遺症，不過又如何呢？我的腫瘤類型就是這個特性，當然也只能用這種方式去抑制他！

個管師事後跟我說，她覺得我很勇敢也很堅強，我是少數在當天就決定要做化療的病患，也是少數有先生陪在一旁的病患，她說大部分的病患都是自己一個人到醫院看診，有的人在做檢查或治療時，心中還惦記著工作和老闆，總希望能快點結束醫院裡的事，趕緊回到工作崗位上，我也是第一個在發現自己生病後就辭職的病患，但有時候，我真的可以不要那麼堅強。

聽她說到這裡，我忍不住鼻酸，這種堅強的性格其實從小就跟著我了，想不起來是從什麼時候開始的，但十一歲那年母親離我而去當晚，我也是忍著沒有掉眼淚，我可能也想不要那麼堅強，卻不知道該如何不要那麼堅強；當然，我也需要考慮到老爺和其他親人的情緒，一直陷在悲傷的情緒裡對事情也不會有什麼幫助，還不如深呼吸，冷靜的聽聽專業人士的建議，然後做出正確的決定和判斷。

聽個管師聊起其他病患的狀況，我才真心覺得自己其實很幸福，至少老爺願意放下工作陪我一起，也真正關心我後續的治療方案，希望能找出效果最好而且副作用最少的治療方法，不像有的伴侶可能在陪同諮詢時，就對於是否要全部切除乳房保有私心，像我單純只有一個腫瘤的狀況，選擇局部切除當然沒問題，但有些多發性的乳癌，本身就有很多個腫瘤，醫生或許會建議全部切除，但伴侶可能就會希望局部切除就好，卻沒有考慮到後續的治療問題。

個管師說：「生病這件事，其實就是老天爺要你們好好審視自己的人生，大部分的人即使生病了，仍然學不會重視自己的身體健康。」這話真是一點也沒錯，我想一定是哪裡出錯了才會這樣。
但沒關係！只要從現在開始導正就好了。

生病，不是誰的錯，或許只是運氣不好

知道自己生病之後，心理素質再強的人，都需要一段或長或短的時間來調適自己的心情，並決定要用何種態度面對之後的試煉，偉大的親朋好友們，無論你們和病友的關係多麼密切、多麼親近，甚至只是不小心路過的舊識，如果不知道要說什麼安慰的話，那就別說了吧！

曾有個舊識的同學對我說：「乳癌，還好啦！」我知道這個人其實是想安慰我，但這話聽起來就不是安慰的話，只會讓我覺得：「腫瘤不是長在妳身上，妳當然覺得還好！」甚至想：「不然換妳來得乳癌好了，怎麼樣呢？」這種讓人覺得沒有同理心的話，不說也罷！因為當生病的人是妳自己的時候，我相信妳絕對不會覺得「還好」！

有天，家裡開宮廟的我家老大人，打電話要我準備一件衣服和自己的生辰八字給他，說是要幫我點燈祈福，向來對自己女兒很冷淡的老大人提出這種要求，我多半都不會多說什麼，就順著他的意思做，但見了面之後，老大人冷不防的來一句：「妳這是在幫ｘｘ揹業啦！叫妳唸經不唸經……」氣氛瞬間降到冰點，我一句話也接不下去！心裡也有些生氣，平靜的心又起了波瀾。

印象中，我家老大人從我還不歸他管的時候，就一個人逍遙自在的勤走道場，到處認識師兄師姐參加各式法會，離家出走後，和老爸接觸的時間變多，看著他與師兄姐的關係變化，也覺得有趣。

宗教信仰是有安定人心的作用，但終究不是生活的全部，不然怎麼會有「先顧肚子，再顧佛祖」的話呢？

再說，如果唸佛就可以永保安康，那我家老大人的糖尿病是怎麼回事？他去年還因為顏面神經失調折騰我一回，這又怎麼說呢？他那些師兄姐的朋友們，個個也都是藥罐子呀！

當然，我也不是鐵齒族，我也相信神明的存在以及宗教的力量，但是！但是！但是！人吃五穀米，哪有不生病的？既然生病了，就要看醫生呀！不然呢？

這種業力引爆的說法，對已經生病的病人來說真的是很大的傷害，這彷彿是在對病人說：「這一切都是因果報應！妳一定是做了什麼壞事，才會得到這種病！」

生病已經很辛苦了，真的不需要再往病人身上添加壓力，如果唸經就能永保安康，那也不需要醫院和醫生了，不是嗎？

就算百業蕭條，醫院的生意還是一樣好。我可以不買衣服、不玩樂，就是不能不看病，更何況，癌症是人類長壽的必然代價。

美國著名科學家海夫利克發現，人類一生中細胞平均分裂次數為五十次，每一次的細胞分裂需要染色體先進行複製，然後再把遺傳信息平均分配到兩個新細胞裡，人體基因有三十一點六四七億個鹼基對，每次分裂這三十一點六四七億個鹼基對都要複製一次，如此龐大的工作過程就難免會出錯，也就是隨機錯誤，這種隨機錯誤就是一種基因損傷，每一次的細胞分裂也有可能因為接觸紫外線、化學物質或人體產生的自由基而引起基因損傷，然後隨著年齡的增長，這些基因損傷在關鍵位置上逐步累積到一定程度，就會變成癌症基因。

換句話說，年齡越大，細胞分裂次數越多，癌症發生的風險也就越來越高。

所以，生病就是生病，無關業力引爆，千萬不要為了旁人的胡言亂語讓自己心煩意亂，也不要因此聽信奇怪的讒言，用什麼民俗療法來治療癌症。

生病，不是誰的錯，或許只是運氣不好。

暈倒的戲碼，原來是真的

繼第一次化療的吐了三次之後，第二次小心翼翼的應對，迎來一個一點感覺都沒有的超順利狀態，第三次就有一點得意忘形了。

早上出院回家後，吃了午飯，睡了一覺，便準備出門往中醫診所去，無奈天氣有點熱，肚子有點痛，還有那麼一點反胃，當這一切相互交錯，而且越來越不對勁時，我急忙從公車站返回住家。

就在我撐著走到電梯前，按下按鈕還看著電梯跑上八樓後，我失去意識了。

「小姐，小姐，妳怎麼了？」同棟樓，二樓伯伯的外傭正準備帶伯伯回家，她看我跪在地上，趕緊先跑來察看我的狀況。

張開眼睛時，我還有一點恍惚，不知道發生了什麼事，但發現自己不知何時跪在地上，勉強起身時還覺得腳有點痛，外傭問我需不需要叫救護車？我尷尬的說不用，好心的她本來要送我回家，但管理員擔心伯伯的安危，所以接下送我到家門口的工作。

住家附近的人，看我的裝扮大概都知道我生病，但幸好大家都很成熟的，沒有多問。

回到家之後，我才發現自己右腳的無名指和小指頭往上翻了，第一時間真的嚇壞，但不知道哪裡來的勇氣，竟自己用手把腳趾頭扳回去，覺得沒有異樣後，躺回床上休息。

這驚魂的幾分鐘，不只是我自己被嚇到了，就連老爺也被嚇到，慶幸是剛好發生在住家樓下，否則後果不堪設想。

從此，出院後的第一週，老爺都不敢讓我獨自出門，就連中醫也是老爺陪著去看診。

學姐Belinda知道此事後，逗趣的叮嚀我：「出院前三天，沒事不要亂跑，連續劇演的那些暈倒的橋段，都是真的。」

嗯，我也覺得超可怕的，重點是完全斷片，我失去意識雖然只有幾秒鐘的時間，但這中間發生什麼事，我真的完全不知道。

這事說給個管師聽，個管師也覺得匪夷所思，大概沒有病人跟她反應過有暈倒的事吧！抽血回診時，還因此又安排了一次心臟超音波的檢查。

還好經過中醫的針灸後，腳傷有明顯的好轉，再加上自己的熱敷，瘀血很快就散去，行動也慢慢的恢復正常。

這種暈眩的問題，也許跟我自己的小耳症也有很大的關係，或者是血壓、血糖太低等等的問題，總之，多休息沒事，沒事多休息就對了。

感謝我走過了最艱辛的路

七月二十一日，我終於從一個月一次的輪迴中畢業了，用「輪迴」兩個字似乎有些誇張，但實際上，每個月得重來一次的打藥、噁心、肚子痛……等等的副作用，在歷經第四次之後，就已經有些失去耐性了，一度有種煩躁到想放棄的念頭。

尤其當身上的藥味揮之不去，胃脹氣到幾乎要把食物給擠出來，吃也不敢吃，喝就更不用說了，就連睡覺都不能好好的躺著，整個人虛弱到像漫步在雲端時，每一分每一秒都變得特別難熬，洗澡成為唯一讓自己舒服點的選擇，所以第六次化療時，我破天荒的在醫院洗澡。

第六次化療來得太突然，甚至打亂了原定週日要上課的計劃，留下了一個遺憾，我想老天大概認為我還用不上那個課程吧！

一陣傾盆大雨中，轟隆隆的雷聲伴隨閃電，我打完了最後三個半小時的化療藥。

遙想第一次化療時，我還能鎮定拍下藥袋的照片，讓護理師誇讚我淡定，但自第二次開始，我就再沒有正眼看過那些藥袋，因為就連看著藥袋都讓我覺得反胃想吐。

還有同房病人的哭泣聲、點滴機規律的咔啦聲、護理師用的酒精棉片，以及貼在我身上的抗菌膠布，都讓我覺得痛苦難耐，導致我第五次及第六次打藥，都直接選擇了自費的單人病房，除了可以減去不必要的干擾外，還有電視機可以轉移我的注意力，重點是可以睡得更安穩。

第三次和第四次打藥時，還能開心的與老爺討論要儲備什麼糧食，來度過我打藥的一天，但到第五次時，之前覺得好吃的食物就變得難吃了，到第六次時，腦子已經完全想不出任何吃的東西，厭世得只想趕快回家。

出院當天，拿到意見反應表時，感覺異常的奇妙，好像醫護工作也變成服務業的一種了，但我覺得醫病關係不該用這種方式評價的，畢竟醫病之間並不是單純的消費關係，而是合作的聯盟關係，也是種階段性關係，治療結束關係也跟著結束，過程中或許會有些不盡人意的地方，但只要這聯盟沒有解散，就表示一切都還算合理。

但既然這是程序之一，我也就以感謝為主的寫上評價，然後順利交差了事。

終於，我不用再提心吊膽的等待住院通知，也可以脫離討厭的副作用輪迴，慢慢讓生活回到正軌了。

在疾病的船上，醫生就是擺渡人

發現自己身體裡長著不好的東西，雖然不像別人哭得死去活來，或者哭個幾天幾夜，但心情難免還是有些沉重，畢竟是個麻煩的病，也是個未知的狀態。

薄世寧醫生在《醫學通識五十講》裡，講述醫病之間的關係時提到，中國外科學泰斗，裘法祖老先生打過一個比方：「治療就像過河。」也就是醫生和病人一起過河，而目標是彼岸，原來醫生也是擺渡人。

聽到這裡，我的心，震了一下，「治療就像過河」這個說法真是貼切呀！我現在也正站在河的這岸，等著有人把我背過去呢！說真的，我好害怕。

而醫療的計劃就像是醫生和病人的過河計劃，雖然制定了大概的路線與方向，但實際情況誰也說不準，我們都不知道途中會發生什麼事，也不知道能不能順利到達彼岸。

但我知道，唯有「信任」才能提升這趟路的成功率，我必須相信我的醫生，相信在我做出治療方案的選擇後，醫生就會用他的專業來為我治療，然後順利到達「治癒」的彼岸。

雖然有時候病人的選擇並不一定理性，但個管師說：「只有病人自己做決定，才會心甘情願的來接受治療。」她看過太多逃跑的案例了。

所以，我只有在決定掛號前，會懷疑醫生的專業，所以認真爬文，除了暸解醫生的經歷與評價外，也事先對檢查的程序有初步的了解，選定醫生後，就不再懷疑醫生說的話，當然會提出問題，但不像有些人會另外找醫生複檢第二次，甚至是第三次。

我很幸運的，在轉診之後還是由同一位醫生看診，這讓我放心許多，而且我的狀況也算單純，所以手術以及前後的檢查，都照著醫院的流程走，自己只決定了手術的日期。

化驗報告出爐後的討論，雖然一度讓我遲疑，但經過個管師耐心的解說，消除心中的疑問後，到血液腫瘤科醫師面前時，我已經能聽懂醫生的治療計劃，並且決定如何作治療，然後走到今天。

有人問我：「看了幾個醫生？怎麼沒有多看幾個？」我都笑而不答，是不知道如何回答，也是因為我從沒想過要多看幾個醫生，覺得「既來之，則安之」，我只想趕快結束這一切。

薄世寧醫生以一句「生病了別怕，我背著你，你抱緊我，咱們一起過河去」作為課程結尾時，更讓我霎時紅了眼眶，那是一種深刻被同理、被關注及照顧的感覺，一種「我的害怕，你懂」的感覺，我的情緒久久不能平復。

我也相信，在各專科醫生的努力下，一定能接力把我護送到彼岸。

準備出發了！我的人生下半場

八月十四日，終於結束漫長的前置作業與等待，開始了每天到院的放射線治療，為了不讓自己的時間被切得零碎，所以選了一個上午八點四十分的治療時段。

一大早吃完早餐後便悠閒出門，還提早抵達醫院，也因為沒有人，所以就直接做了治療，放射治療果然是最輕鬆愉快的。過程中，放射師還和我聊了我可愛的五趾襪，然後靜靜的一個人躺會兒，就換下一位。

雖然，還是需要每週一次固定的門診和抽血，但比起化學治療，真的好太多太多了，而且醫生和護理師都還是堅持要我不能減肥，這點真的很令人沮喪，從開始治療到現在，我真的胖了超過五公斤，還不讓減肥是什麼道理啦！而且，開始服用荷爾蒙藥後，迎來三十八歲的更年期，控制體重更是大不易呀！

回程，本來預想的是走路回家，藉此增加自己的運動量，但炙熱的太陽實在叫我不敢領教，所以退而求其次的選擇了腳踏車，慢慢的騎，還可以順便曬曬太陽。

記不清有多久沒有騎腳踏車，剛起步時還不習慣的有些搖晃，但不一會兒就順暢起來，兩腳交替的踩踏，風也迎面而來，大口呼吸著好久沒有的自由氣息，微笑也爬上臉龐。

早上的台北有點可愛，騎上腳踏車，我忍不住想，自己什麼時候愛上這個城市的呢？

過去，我是很討厭台北的呢！因為在悠閒的台南長大，習慣了那種慢步調，覺得台北的競爭太大、人太冷漠、空間太擁擠，不適合我。但結婚之後，我和老爺定居在台北，所有的不習慣，都慢慢變得習慣，那些不適合，好像也沒有多不適合，十多年過去，我竟也默默愛上台北，愛上這個便利的城市。

展開新一階段的治療，就好像開始一段新的生活，總是令人雀躍，是新鮮感作祟吧！我一早就把上午的運動目標達成，除了有滿滿的成就感，也有飽足的能量，讓我像剛換過電池那般活力充沛。

終於不再只是窩在家裡了，開始可以安排，每天的治療結束後，可以去哪裡走走、看看，擴展自己的足跡地圖？什麼方式可以消耗熱量，同時又增添生活的樂趣？每天都可以有很多不同的可能。

同一天，也收到了保險公司的理賠通知，似乎象徵著這段長假已經正式進入尾聲，也意謂著，我嶄新的人生下半場即將開始，那些追尋的計劃也可以準備展開。

新手上路，需要準備的事情很多，注意事項更多，若要確保未來一路平安，除了裝備帶齊外，注意事項更要牢記才行。

再出發，我還是我。但是，是升級過後的我，這一路的風景，將伴隨我走向漫漫長路，這些愛的加持，也會賦予我更多的信心與勇氣，讓我能走在自己想走的道路上。

第二章　重新塑造人生之旅

尼采說：「對待生命，你不妨大膽一點，因為我們終究要失去他。」

可不是嗎？但我們卻戰戰兢兢、小心謹慎的活著，害怕微不足道的夢想被發現，擔心被排除在人群之外，憂慮著自己和大家太不相同。

但我們不是誰的續集、前傳或外篇，我們就只是自己的、還沒搞清楚的，那一個精彩且耐人尋味的故事。我們就是寫出自己那部曠世鉅作的，偉大的劇作家。

第一次，覺得自己離死亡這麼近

從小到大，經歷了母親、外公、舅媽、叔叔、奶奶、公公，甚至是同事的死亡，雖然知道人終究一死，卻從沒想過會在三十八歲這一年，和醫師面對面討論我的「乳癌」。

「生、老、病、死」是人生的四大課題，但我還沒走到「老」就跳級到「病」了，這和我老是在職場上越級打怪很像，但可以不要這麼快嗎？我還有好多事情沒有做，還有夢想沒有實現。

領了轉診資料，感覺還是很不真實，不就是短短一週的時間，我的人生卻完全變得不一樣了。

本來，我應該專心在今年的斜槓計劃裡，應該周旋在老闆與員工之間，處理著他們亂七八糟的問題，還有手上未完成的工作。但就在一瞬間，這些都變得不重要了。

所有的時間都要先騰出來給自己的身體，然後才是其他的事。

是呀！自己才是最重要的，不是嗎？邊走，我邊這麼想著。

擔心老闆不講理、擔心同事被剝削，時不時也擔心老爺，一個人在家會不會跌倒？有沒有吃飽？還擔心我們的未來，想要多賺一點錢買房子，想要多賺一點錢，讓老爺能夠沒有後顧之憂的轉行；也擔心不受控的老大人，有沒有好好控制血糖？有沒有好好休息？

就是忘了擔心自己，關心自己想要什麼。

我想要偶爾任性一下，叫老爺陪我去逛夜市。

我想要和老爺常出門走走，看看不同的風景，留下不同的足跡，擁有更多美好的回憶，創造屬於我們之間的話題。

我想要寫一本給妹妹的書，告訴她我從不怨她，讓她解開心中的結，希望她可以幸福的生活著。

我想要當一個作家，可以盡情寫作和閱讀，寫出自己的故事、經歷和洞見，和老爺在同一個空間裡，忙著各自的事就很幸福。

我想要學會開車，帶著老爺四處去旅行。

我想要搭著火車，享受一個人的旅行。

……

我想要的太多，卻從未為自己付諸行動過，覺得自己可能沒辦法做到、擔心可能會受到家人的反對、害怕萬一失敗了怎麼辦？……

站在路邊看著來往的車輛，突然不知道自己到底為了什麼？總是忙著滿足別人的需求、迎合別人的期待，卻忽略了自己內心最深切的渴望，突然醒來時，卻發現自己已經離死亡這麼近……

不甘心的眼淚忍不住奪眶而出，我的人生不應該是這個樣子的，我還有好多想做的事沒有做，我不能就這樣結束生命……

於是，我擬了一份「不遺憾清單」，不再等以後，而是從現在開始。「計劃」就從現在開始實現，「夢想」就從現在開始追求，「人生」也從現在開始無憾。

現在，不會一直在；明天，也不會一直來。我，不要再想著遙遠的未來，要開始看著真實的現在。

一切都是最好的安排

二月十日，無意間看見一位認識的老師，開了一個《打造你的斜槓人生》的線上課程，看著課程簡介我既興奮也猶豫，興奮的是斜槓是我今年想做的事，猶豫的是我知道自己有太多不敢放手一搏的理由，但因為促銷價格太便宜，所以還是決定先買再說。

買了課程，當然也很快就開始看了第一堂課，我的人生新聞稿，就是這個課程的第一份作業，寫下自己五年後的生活模樣，過著什麼樣的生活？住在哪裡？身邊有哪些人？等等。

但就在我人生新聞稿初稿寫到一半時，生命的警鐘也跟著被敲響，這讓我停頓了幾天，因為誰也不會在寫未來劇本的時候，也順便寫進這種不討人喜歡的意外。

當醫生對我說出：「是腫瘤」的時候，我在震驚之餘，心中也有鬆了一口氣的感覺，「這下子，真的可以好好做我想做的事了。」覺得好像是老天爺用這種方式逼我面對自己的內心。

過去，藉口總是太多，其實只是害怕失敗，「沒有行動，就沒有失敗」

一直保護著我自己，卻也讓我的人生一直呈現混亂的狀態。如今，還要逃嗎？還能逃嗎？再逃，可能就再也沒有機會了。

於是，我的人生新聞稿在修改之後，開門見山的寫著：「五年後，我四十三歲，已經是個抗癌成功，開朗又健康的自由工作者，靠著聽人說話、寫作和演講為生，除了職涯相關領域外，在乳癌、小兒麻痺以及糖尿病的照護也多有研究，善於投資理財，和老爺住在生活便利的台北市。」

大家可能好奇我為什麼會想專注在乳癌、小兒麻痺和糖尿病這三個領域，乳癌當然是因為我自己，小兒麻痺則是為了我家老爺，糖尿病則是我家那位不受控制的老大人，這三件事情是我對自己以及家人的責任。

「聽人說話、寫作和演講」這三件事情，也就是當初我決定買下線上課程的真正動機，當內心的渴望越來越強烈，我就越無法若無其事的坐在辦公室裡發呆，看一群為老闆賣命幾十年的員工，天天抱怨自己不受重視，感嘆公司誤了自己一生，卻什麼也沒有做時，我害怕極了，我擔心自己也會成為那個樣子，所以努力的想做些什麼。

隨著人生新聞稿的完成，我也神奇的開始行動，從建立部落格和粉絲頁開始，也上了專書寫作的課程，然後開始寫出書企劃，一步一腳印的照著老師的指導，因為轉行窮三年，而我選擇的這條路可能還不只窮三年，所以沒有太多的時間可以害怕和猶豫。

再加上，我已經浪費整整二十年有了，如果只是繼續想，而不付諸行動，恐怕在我有生之年，都沒有夢想成真的一天；再說，化療這麼可怕的事我都能當機立斷的決定與接受，逐夢之路上的挫折又算什麼呢？

一時間，自己的臉皮增厚了不少，似乎不再是過去那個「在乎別人眼光的我」，而是「這就是我的我」，只管做我該做的事，其他的就不想那麼多，老天總會幫我開闢一條屬於我的道路，如同安迪沃荷說過：「在未來，每個人都能成名十五分鐘。」我也想找到屬於自己的那十五分鐘，甚至更久。

除了我，誰也沒有資格評價我的人生

「我覺得你們的抗壓性都不夠！」遞出離職單後，財務長對我說了這種聽起來不開心的話，我笑笑的沒有多說什麼，只是繼續做著自己的事。

二〇一七年六月中旬，突然發現好幾天不見顧問的身影，才輾轉聽說他請了一週的休假，但隨著時間過去仍不見顧問的身影，直到九月財務長要我聯繫顧問，詢問需不需要幫他辦理退休？本來以為有機會見到顧問，但顧問要求我把文件郵寄給他，他簽好後再寄回來給我。

老闆顧念往日的情誼，指示依舊按月給付顧問費，但在十一月十二日，我收到了顧問措辭強烈的訊息，要求我停發他的顧問費，並幫他辦理退保手續，同時還要求對老闆保密，這訊息讓我感到異常的不安，卻無法得知究竟發生什麼事，只能先允諾顧問後，再呈報老闆。

當時，我才從財務長口中得知，顧問得了胃癌，而且癌細胞已經擴散……

十二月，祕書突然詢問關於顧問最後上班日的事，然後下午就在公司的群組裡發佈了顧問的死訊，令公司一堆同事震驚不已，看著訊息的我，也彷佛受了驚嚇般的微微顫抖著。

每次聽到有人離開的消息，心裡總會忍不住感慨生命的稍縱即逝，人生是那麼樣的無常，卻還是學不會好好經營自己的人生，也沒想到送走顧問之後不久，就發現自己也生病的事實。

工作和身體，我任性的選擇了身體，說任性是因為，我知道有很多人即使生病了，也還是堅守在自己的工作崗位上，而我必須承認，我真的沒有那麼熱愛這一份工作，所以可以馬上選擇割捨，而且萬事萬物都可以重來，就是生命無法從來。

同事問我：「妳不需賺錢嗎？不用生活喔？」當然要！誰不需要生活，但在我的價值觀裡，工作再找就有，但命沒了，就是沒了。

我深知，自己無法像公司裡那些資深員工一樣，就算身體不舒服，爬著也要爬回公司工作，哪怕醫生不放人，也執意要出院；我也不希望自己成為那種，埋怨公司誤了自己一生卻又離不開的員工，所以我選擇離開。

畢竟生命是不可逆的，當警訊出現，就要適時做出改變，過度的執著也只是加速自己的殞落而已，人生苦短，難道不該好好為自己做些什麼嗎？

財務長，是一個連想申請老年年金，都得顧慮老闆的資深員工，他們把一輩子的青春都埋葬在這裡，他們的意見我選擇聽聽就好，因為除了我，誰也沒有資格評價我的人生。

一個叫做「乳癌」的任務

等待化療前的這段空窗期，除了休養開刀的傷口之外，還能做些什麼呢？雖然沒有太多的擔心，但待在家裡無所事事就難免會胡思亂想，於是上網查詢了關於化療前該做的準備事項。其中，看牙醫這一件事讓我有點小擔心，因為我真的很不喜歡看牙科。

但因為化療期間不適合做牙齒的治療，尤其是拔牙和植牙。所以，為了預防萬一，通常患者都會在化療前先幫牙齒做個健康檢查，有問題的牙齒也會事先做治療，但我知道這件事情時，距離我預約住院的日子只剩一週了，有點麻煩。

記得之前同事有分享過，她那位和藹可親的香港牙醫師，為了撫慰我的小小心靈，立馬跟同事要了牙科的資訊，拋下工作看牙去。

在前往牙科的捷運途中，腦中突然閃過一個有趣的念頭，愛打遊戲的我常為了通過遊戲中的關卡，想盡辦法用盡全力。這次，是不是也可以用打遊戲的心情，把自己當成遊戲中的主角，然後解開這個叫「乳癌」的任務呢？

摸到硬塊的時候就是接到任務的開始，透過檢查的過程找出任務的名稱叫「乳癌」，然後繁瑣的檢查和治療過程，就像任務地圖裡一個個的小關卡，每個關卡都有不同的達成條件和程序，而我要做的就是親自去經驗和突破這些關卡，一步步的走向任務終點。

等待切片報告和病理報告的過程就像抽牌，在良性與惡性之間，我抽到惡性；在所有的乳癌類型中，我抽到荷爾蒙陽性、her2陰性；正子攝影……什麼的檢查就是不同的小關卡，而我現在已經走到治療的階段。化療、放療和荷爾蒙治療當然都是不同的關卡，而化療也可細分成治療前準備和正式治療，治療前準備做了什麼呢？當然有買帽子、看牙、買足生活用品、爬文先對副作用以及預防措施有所了解、拍證件照、剪髮、和朋友聚餐等等的，正式治療後，就是與白血球和副作用的大作戰了。

這麼一想，心情也跟著輕鬆許多，即將來臨的就是一場人生的遊戲嘛！只是我抽到跟人家不一樣的項目罷了。

同事介紹的這位牙醫師，是一位很棒又有醫德的醫師，之前在住家附近的牙科洗牙，要去四到五次還洗不好，今天使用健保一次就通通洗好喔！

但一進門看到牙醫師時，我不禮貌的遲疑了一下，甚至懷疑眼前這個人就是醫師？一件藍色的T恤，腳上還穿著夾腳拖，沒有半點看起來像醫師。

醫師看了我的牙，問我小時候住哪裡？我說台南。然後他就默默地開始幫我洗牙，才悠悠地說：「妳之前蛀牙補的銀粉都相當堅固，所以沒有問題，用銀粉補的牙很牢固，但北部沒有在用，因為有些人會有疑慮。」

出門後，忍不住想打電話跟老爺分享我的喜悅，炫耀我遇到了一個好牙醫，結果老爺竟然說他也要來找這位牙醫師呢！好開心。

臨走前，牙醫師還告訴我：「在早上五到七點到芝山岩上吸收新鮮的空氣，什麼病都會好。」還介紹了一位中醫師給我，要我去看看那位中醫師的資訊，因為那位中醫師沒有在看診，但有許多關於疾病的見解。這樣親切的關心我很可以呀！

承認吧！有部分責任應歸咎於自己

人生，是由一連串的選擇疊加而成，而「選擇」則來自我們看待世界的特定方式，日積月累而成的習慣。我們有意識或無意識的，選擇想要的、不那麼討厭的、看起來美好的、讓自己感到愉悅的……

我們的今天和往後的每一天，都是由無數的選擇和行動構成的，誰也不知道未來會發生什麼事。如同我選擇休學的當下，就不知道幾年後，自己會為這個決定感到懊悔，並且花費更多的時間和力氣，來彌補這個選擇所造成的缺憾。

天氣熱的時候，我選擇喝冰冰的冷飲；喝下午茶的時候，我選擇吃美美的精緻甜點；休假的時候，我選擇當一顆沙發馬鈴薯；決定餐點的時候，我選擇汁多味美的炸雞……諸如此類的選擇，造就了現在的這個我。

有點微胖，全身都是鬆垮垮的肥肉，體脂肪率高達三四％，肌耐力不佳，因為從來不運動，能多走幾步路就要偷笑了。

愛吃甜食、喝冷飲，享受各式各樣的美食，雖然不是很懂吃的行家，但總是知道自己的嘴巴喜歡什麼，卻從不關心身體需要什麼。

老爺三不五時就叨唸：「報導指出吃甜食會導致很多慢性病」，我總是嗯！嗯！嗯！的默默從他眼前飄過，覺得他真的很囉唆，比我爸還像我爸。

開始減醣後，雖然有減少喝冷飲的次數，但多年累積下來的「癮」還是很難斷根，總是每隔一段時間就會發作，就得買一杯來解解饞。

直到我發現「癌」在我的身體裡落地生根，一切也都已經來不及了。乳癌，最主要是由高熱量的食物所堆積而成的。就像我愛吃的那些炸雞、薯條、起司、焗烤、蛋糕、巧克力、冰淇淋……，而且平常也完全不運動，導致被我吃進肚子裡的熱量無從消耗，累積在身體裡的毒素也無法代謝。久而久之，我的身體變成很適合癌細胞生長的環境。

追根究底，「生病」就是我在那些美好的選擇中，所造成的選擇。也就是說，是我一開始就選擇了不健康的生活方式，而間接的也選擇了生病這一條路。

這時候你心裡是不是想：「那個誰、誰、誰比我還誇張，為什麼他就沒事？」覺得這個世界真是不公平，對嗎？

親愛的，疾病的成因相當複雜，而我們看到的，也說不定只是表面，我們不是別人肚子裡的迴蟲，怎麼能夠斷言別人如何生活呢？我們能知道的只有自己，說不定，我們連自己都不是很清楚呢！因為我們可能比自己想像的還要複雜，難以看清。

接受吧！生病的事實已經無法改變，又有什麼不能面對的呢？

我聽過有些癌症病人，在自己確診癌症時，都不願意相信癌症會找上自己，所以選擇逃避，同時也錯失了治療最好的時機，造成不少的遺憾。

為什麼我們不換個角度想，也許「疾病」是生命試圖將我們推往另一個方向，為我們開啟通往下一段偉大旅程的大門呢？

「我知道治療癌症是一段非常艱辛的過程，所以我不想浪費這難得的經驗，我要好好記錄這些過程，讓生病這件事，成為我最佳的機會。」當時，我就是因為這個想法，才開始寫書的，我可不想白白受苦，不是嗎？

而且我承認「是我自己因為某個值得慶祝的日子，所以想吃炸雞；因為與好友一起喝下午茶，所以想吃好吃的甜點；因為太多太多的原因與理由，我選擇了當時令我愉悅的選擇」，一切都是我自己選的，只是我沒想到自己將在日後付出代價而已。

所以，接受吧！接受生病的事實，承認在過去的人生當中所犯的錯，今天依然是美好的一天。

偶爾，向生活請個假吧，沒什麼大不了！

不想上班的時候，只要寫張假單就可以暫時離開工作崗位，去做自己想做的事，讓自己偷個閒、喘口氣，但是生活呢？也可以這樣嗎？

結婚之前，我害怕一個人獨處，結婚之後，卻嚮往能夠擁有一個人獨處的時間，但是發現生病前的我，只敢對工作任性，卻不敢對生活任性，因為覺得丟下老爺，一個人出門旅行的行為很自私，因為擔心老爺一個人，不會好好料理自己的生活，好像好多事情都非我不可。

意外當起貴婦後，發現老爺也不是什麼事都不能做，生活起居的大小事，他都能料理的很好，只是順序和標準跟我不太一樣而已。

某天晚上，手機訊息裡出現了一張「幸福藍光——春遊補助專案」的圖片，是好友傳來金門三天兩夜的旅遊DM，看著我有些心動，立馬開啟行事曆，盤算著是否會與化療撞期，估算著自己的體力是否能夠負荷，因為我好想出去玩。

在心裡琢磨了好一會兒，才鼓起勇氣開口跟老爺提起這件事，想不到老爺只問了會不會影響治療的問題後，就乾脆的答應了我和好友的出遊，這讓我感到有些意外。

古董等級的老爺，總是擔心這裡不安全、那裡不適合，又擔心這個朋友不好、那個朋友怎麼樣的，讓我對他提出要求的信心也越來越低，發現生病之後，我才終於比較能夠說出自己內心的想要，老爺也才終於比較寬厚的放手。

婚後第一次的獨自出遊，直到出發的前一天，都還是沒有要出門旅行的感覺，收拾著行李也覺得不真實，直到抵達機場，機票拿到手後，才真正感受到我要去旅行了。

好友帶著我掛行李、通關、登機，第一次搭飛機就坐在靠窗的位置，飛機滑行、起飛和降落，每一件事都讓我興奮不已，也讓我忘了掛心獨自在家的老爺，就這樣對「第一次」深深的著迷。

三天的旅途中，我也第一次放開心胸的讓自己頂著大光頭見人，因為許多室內景點太過悶熱，戴著帽子著實令人難受，好友一句「自己熱得要死了，還顧慮別人的眼光幹嘛。」讓我決心把帽子脫了。

第三天，金門用一場大雨送走了我們，台北卻豔陽高照；好友事後跟我說，她在邀約我出遊後就後悔了，因為擔心我的體力無法負荷，去到現場只能看別人玩，但我們順利的出發，並且愉快的回來了，除了翟山坑道的美景嚇得我腿軟之外，其他的都很好。

就這樣，我結束了自己偽單身的三天旅行，進了家門後發現，即使我缺席了幾天，一切仍然照樣運轉著，天沒有塌下來，地球也沒有毀滅，而我得到了許多新的體驗，也帶回美景與老爺分享。

同時，也與好友預約明年同遊澎湖花火節，繼續期待下一個假期。

你有想做的事嗎？我想做的事是寫作

這天，我破天荒的起了個大早，就想趁著有好天氣，到公園走一走、動一動。

夏天的太陽起得早，我出門的時候太陽已經有點熱了，但還是能找到幾處樹蔭緊湊的好地方，人們各自聊天、打太極、發呆、散步，也成了一幅和諧的風景。

第四次化療後，我莫名的對未來的工作感到焦慮，或許是覺得治療快要結束了，少了一個月一次的輪迴後，應該也可以考慮回到職場，除了賺一點生活費，也增加和人群接觸的機會。

考量到治療後的體力尚未完全恢復，還有寫書的計劃，所以想從兼職的工作開始，於是決定申請一個顧問公司的兼職人資的工作，無奈對方知道我因為生病在休養後，只說一句「辛苦了」之後就沒下文。

說不在意是騙人的，但我自己也心知肚明，我並不是非要這份工作不可，因為我其實不喜歡人力資源的工作，只是在最近職業生涯中，人力資源的工作是最熟悉的，所以選擇它。

過去總是太強求想得到自己想要的，老爺總勸我：「得之我幸，不得我命，得到不一定是最好的，失去也不一定是最差的。」好吧！既然老天爺認為我現在不該做那份工作，那我也就算了。

早餐後，我又動起打掃的念頭，生病之後，好像莫名愛上打掃這件事，喜歡一塵不染的明亮感，大概是因為知道「定期除塵可以減少屋子裡的環境荷爾蒙」吧！所以變得容易看屋子裡的灰塵不順眼。

但我還是先清洗卡滿油污與灰塵的紗窗，那是農曆年前大掃除就漏了的工作，年中將近都還沒能把它洗好，看著也是礙眼，於是俐落的拆下紗窗，搬進浴室洗個痛快。

整理老爺辦公桌的同時，突發奇想的清理了一旁的小圓桌，這原本是讓老爺擺放大同電鍋，方便他自理午餐用的，清掉桌面上的雜物後，把玻璃桌面抹個透亮，再舖上一塊小方巾，擺上自己的筆記型電腦，右上角放個水杯，前方再擺上正等著閱讀的書。嘿，竟然也成了像樣的辦公桌呢！

以後就在這裡閱讀和寫作吧！坐在為自己設置的辦公桌前，心裡很是開心，因為我不再是捧著稿紙到處被趕的那個孩子了，當年被否決的作家夢，現在要開始孕育重生。

生病之後，我才對老爺說出自己的作家夢，並且告訴他，這段期間為了這個夢想，我打算做些什麼事，謝謝老爺沒有再次扼殺我的希望，還成了可以和我一起討論的對象。

我想，在未來，這個辦公桌也會成為我生活中最重要的地方，是只屬於我自己的一個小角落。在這裡，除了可以做我想做的事之外，也可以問自己任何人生迫切而重要的問題。

這也是我把寫作融入生活的開始，縱然寫作還處在一廂情願的萌芽期，但還是得天天寫、天天想、天天閱讀，而專屬的工作空間，則表示我對寫作這件事的尊重與看重。

所有教寫作的老師都說：「寫作沒有捷徑，一直寫就對了。」就連幾米大師面對學生的提問，也是回答：「一直畫就對了。」所以，我也要認真的一直寫，孤獨的路沒有盡頭，但我能學會欣賞路邊的風景。

什麼事都有可能，只要一步一腳印

終於完成了放射治療前的模型製作及雷射定位，感覺又往前進了一大步，而且一切都往好的方向發展中。

化學治療結束後，出版社的評估結果通知也正好出爐。然後，我收到了人生中第一份著作授權合約書，很興奮、很開心，我夢想超過二十年的事，終於在今年實現了。

但這也代表，我必須更認真的，寫下我心中的一字一句，用我想寫這一本書的那份熱切，和我想感恩的那一份心，完成人生的第一本書。

前同事們，對於我生一場病，就能出一本書的事，都覺得不可思議，紛紛議論我一定是文筆很好，但這不該由我評論。

記得四月份客串學生，該課程的講師在自我介紹時，用很特別的方式說了自己的故事，我印象最深刻的是，她提到自己登過非洲第一高峰吉力馬札羅山，那是她唸研究所時的事，一行共十一個人一起挑戰海拔五千八百九十五公尺的高山。結束後，同行的其中一人也出了一本書。

老師在課堂中提出一個令大家省思的問題：「我們都做了一樣的事情，

為什麼有人可以出書，有人卻沒有？」老師接著說：「差別在於，出書的那位同學，除了寫完這趟旅程該繳交的作業外，還寫了反思日記。」

對！反思日記，就是這個。即便我已經決定要好好記錄治療過程中的事，但「反思日記」還是給了我很大的方向，雖然我沒有真的天天寫日記，因為沒有那麼多新鮮事，又或者說，沒有那麼多的情緒與感想可以記錄。

當然，也有認識的人，認為我想出書只是為了賣弄自己的悲慘，她告訴我：「我過得比妳更可以出書，更悲慘！」然後拉拉雜雜，說了一堆自己的陳年往事。

「我認同妳的說法，但妳沒有寫。」我心裡獨自想著，對於這個人突然的無禮行為，感到不是太愉快，但轉個話題也就過了。

我相信，每個人都有一段動人的故事，請注意，我用的是「動人」，而不是「悲慘」，因為在悲慘的故事裡，只會看到更多的苦難，而在動人的故事裡，卻能看到更多未曾想像過的美，而我正活在這些「美」當中。

帶著忐忑的心，我在專書寫作課程結束後的一個月，終於寄出我的寫書企劃，然後開始了漫長的評估等待，甚至不停的懷疑自己，覺得自己可能無法通過出版社專業的評估，沒想到卻意外收到了好消息。

在未知的過程中，難免有時會感到害怕，甚至懷疑自己。但我們更應該相信，「索取，然後就能獲得；敲門，然後門就會開。」只要努力過生活，只要可以看到、感覺到，而且由衷的相信，一切就會成真。

雖然不是所有的期待，都能夠立即的降臨，但我想「念念不忘，必有迴響」，老天爺一定會在適當時候，送來最寶貴的禮物。

除了健保卡上的註記外，我還是我

重大傷病、癌症病人、乳癌……等等，都是不怎麼討喜的名詞，我也不喜歡別人看到我，就只想到我是個病人，這一點也不是我想要的。

前些日子回去探望舊同事，一位同事提到她的表妹，也檢查出罹患乳癌第一期，由於是多發性的，所以選擇全部切除，因為腫瘤很小，也不需要做化學治療，手術結束後，就直接進入荷爾蒙治療。

這位同事說，她的表妹手術後，每天愁容滿面，先是擔心乳癌的事，之後又擔心荷爾蒙治療藥物的副作用，整天想著那些有的沒的，困在自己的小世界裡走不出來，簡直要得憂鬱症了。

反觀她每一次見到我，我都笑著跟他們聊天，精神好、氣色也好，就像一個沒事的人一樣，讓她也忍不住跟表妹說：「我們同事得乳癌，狀況比妳嚴重，也沒有像妳這樣。」

但心病只有自己能解，旁邊的人是沒有辦法幫忙的。

我的前老闆有一句口頭禪：「免煩惱，醫生說會好。」（請用台語唸）

這句話其實很有療癒的作用，因為醫生說會好。事實上，我的醫生也說這是可以治癒的，要我別擔心。

再說，乳癌就是一種流行病，而且癌症在未來也會成為慢性病的一種。還記得有位大哥跟我說過：「好像人老了都要選一種病來得」，那我該慶幸自己得的是乳癌嗎？其實我一直都覺得自己很幸運，只是得乳癌。

因為它讓我，能夠從渾渾噩噩的生活中覺醒過來，還有機會能夠把握時間，做自己想做的事，而不是讓我一命嗚呼，什麼來不及。

生病是很大的打擊，但是天沒有塌下來，地球也仍然在轉動，所有的一切都沒有改變，只有我的心改變了，因為覺得痛苦；我要做事情變多了，因為要治療也要吃藥。但除此之外，日子還是要過下去，既然快樂也是一天，痛苦也是一天，為什麼要選擇讓自己不開心呢？

而且，我還決定不把自己當病人，也不讓自己看起來像病人，雖然戴起頭巾就是一副病人模樣，但我的心還是可以決定不把自己當病人，當然很多時候會有人提醒我，我是個病人，但除了治療的時間之外，我就是一個健康的人。

這樣的心境，讓我順利愉快的度過了治療的期間，也為自己的生活創造了更多可能。同時，開始愛上自己的人生，家庭主婦又如何，繁瑣的家事也能充滿儀式感，只要比昨天的自己更好，就好。

不過，更重要的是，一定要記得申請保險的理賠金。這件事情非常重要，理賠金可以支撐你的生活，至少讓你可以安心的休養，生活不會馬上出問題，也可以為自己的再出發，爭取更多的緩衝時間。

人生總在「賽後檢討」中成長

你是一個害怕別人指出缺點的人嗎？我是！而且還是會老羞成怒的那種，就是當別人指出我的缺點後，我會因為覺得羞愧，而開始與對方爭辯，爭得面紅耳赤，爭個你輸我贏。

我是自尊心大過天的人，但說到底，就是自卑感在作祟，總覺得別人對我指出缺點，就是在否定我這個人。因此，對於旁人的好心提醒總是不領情，這恐怕也是導致我人生路上跌跌撞撞的主因。

生病後，我暗自檢討起過去的種種壞習慣，才發現自己可能錯過很多改過向善的機會而不自知，尤其老爺提醒我最多的就是「少喝含糖飲料」，但我總是忍不住向心中的魔鬼妥協。

當我開始承認自己過去的錯誤後，我也開始學習做「賽後檢討」，就是看看有沒有可以改進的地方。

第一次和第二次化療住院時，因為接到住院通知電話的當天下午就得報到，因此住院物品總是準備得很匆忙，常常報到後還得跟醫院請假，回家拿東拿西，搞得人仰馬翻。於是，我便和老爺討論起如何改善這個問題。最後，我另外準備了一套盥洗用具，並且把自己睡覺需要用到的東西，都多準備一份，放在固定的地方，這樣接到通知後，只要到固定的地方拿取，就可以迅速又完整的打包好自己要用的物品。

煮了愛喝的鳳梨苦瓜雞湯，當餐喝，覺得味道不太夠，還需要加點鹽巴調味，到了第二餐，湯卻鹹得令人無法入口，深究其原因，才發現是料理的順序出了問題，當雞肉、鳳梨醬和苦瓜同時間下鍋煮時，雞肉軟爛了，但鳳梨醬的味道卻還沒完全釋放出來，所以湯才會沒有味道。於是下一次，我就學會要先把鳳梨醬放到水裡煮一會兒，再放進雞肉和苦瓜。這次，湯就變得美味好喝多了。

每個人，或多或少都有一些缺點，或者沒那麼周全的地方，透過「賽後檢討」可以幫助我們發現，可以改善或精進的細節，進而將我們帶領到更好的地方。

漸漸的，「賽後檢討」對我來說，已經成了日常生活中的習慣，也成了讓我「成為更好的人」的推手。如今，我還把自己的諸多壞習慣寫進書裡，因為這是我蛻變的過程，而我希望他可以在我的生命中留下痕跡。

別怕！這都是生命的養分

前幾天，有個未曾見過面的女士傳訊息對我說：「哇！妳好正向，佩服妳！」

因為當她得知我正在化療中時，對我說了句：「辛苦了！」我回應她：「不會，我覺得也是給自己休息和重整的機會。」

我必須很老實的說，我不是生出來就這樣，我小時候也是個超級自怨自艾的人，總是怨天怨地，為什麼是我遭遇這種事？

但隨著歲月的增長與洗滌後，我發現自怨自艾不但無法改變什麼，還會讓自己陷入痛苦的深淵而無法自拔，也會使身邊的人漸漸遠離自己，因為大家都只願意陪我笑，不願陪我哭，這不是誰的錯，而是每個人都沒有承受別人的情緒垃圾的必要。

所以，我開始學著「換個角度想」，一次又一次的陪伴自己接受問題，然後問自己：「接下來要怎麼做？」

第一次被宣告：「妳的職務到這個月底為止」時，我震驚又不知所措的哭了，然後打電話跟老爺報告這個晴天霹靂的惡耗，接下來怎麼辦呢？當然是使用我的謀職假，趕緊找工作。

一週之後，事情有了轉圜，我被留下來，換我隔壁的走人。臨走前她問我：「這是不是妳想要的結果？」我語塞，一句話也答不上來。

可以不用換工作自然是最好的，但我也不是白白留下來繼續等死，而是趁著公司分割之際，向主管爭取了更多的工作做，並且從邊緣的行政助理，走向中間的人力資源，為的是幫自己爭取更多的時間和空間，至少下次第一個走的不會是我。

我的職業生涯也因此有了不同的發展，直接和老闆對話、學習專業知識認識很多人、突然有人開始聽我說話……等等，當然惱人的事情也不少，燒腦的程度絕對不同以往，但是我成長了。

第一次被宣告：「是腫瘤」時，我也激動的哭了，因為我覺得自己被判了死刑。但接下來怎麼辦？接受治療呀！不然呢？

我還順勢辭去了惱人的工作，光明正大的過起我寫作的生活，該上課時上課，該閱讀時閱讀，該寫作時寫作，該打針時打針，該演病人時演病人，生活過得比之前還要充實。

生病，當然不是什麼值得開心的事，但生病之後，我變得比以前更好了，不論是個性、心境，甚至是過往的習慣，都有了很大的落差和改變。疾病，讓我停止用謊言填充腦袋，也停止用不坦誠的行為扭曲自己的生活，只讓我的內心指引我向前。當頭腦變得更清晰，生活也開始得到改善後，我發現自己從過去的混亂中走了出來。

生活可能仍舊是赤裸裸的悲劇，但沉浸在無用的悲傷裡，也改變不了生病的事實。既然如此，我們何不認真思考一下，疾病真正想對你說的，是什麼？他想提醒你什麼事？想帶給你什麼啟發？

疾病，是身體要說的話，也是生命的禮物，雖然他穿著一身討人厭的衣服，但請你不要討厭他，一定要試著了解他。

第三章　自我探索之旅

我欣賞斯賓諾莎的情感，醉心於塞內加的見解，驚嘆尼采的直白，追尋大師的足跡，我進入哲學的殿堂。

當我對朋友說：「哲學其實滿有趣的，但需要一點時間沉澱和發酵，才能理解其中的奧妙。」

他卻告訴我：「其實，你的生命經驗足就以讓你認識哲學。又或者說，你自己就是哲學。」

未來的你，好不好？

造訪金門的第二天，我迫不及待的換上新的大頭貼，亮麗的光頭襯著美景，令人百看不厭。

下午，意外收到一則問候的訊息，是前公司一位離職的同事，Mindy，她發訊息詢問我為什麼頂著光頭？

她說想見見我，這個要求擾亂了我的思緒，因為不知道她究竟會說些什麼，也不知道自己平靜的心，會不會再次起波瀾，只好禮貌的以即將進行下一次化療為由，婉拒了她的好意。

間隔約半小時後，Mindy又傳來訊息，說著自己年初也因為子宮肌瘤開刀的事，我才發現自己誤會她了，我以為她是那種純粹好奇，沒有同理心，開口閉口只會「加油」和「還好」的人，她說她懂我的心情。

人就是這麼奇妙，如果沒有好好的病一場，或發生什麼驚天動地的大事，似乎很難看開平常計較的那些小事，只有當自己真正的與死亡面對面，才懂得沒有什麼比活著更重要，懂得要善待自己。

回台北之後，Mindy和我分享了一間她很喜歡的小店，是一間位在淡水河畔的可愛小店，叫做「飛鳥小初」，是可以寄信給未來的自己的店。

寄給未來的自己，我從來都沒有想過這種事，因為我也從來沒有認真的想過未來的自己，會想著「我以後要怎麼樣……」，但卻不曾想與未來的自己發生連結，也就是對未來的自己毫不關心。

這其實有點糟糕吧！雖然我也不埋怨過去的自己，但我竟對未來的自己沒有半點期待，這很奇怪，不是嗎？

託Mindy的福，我第一次想寫信給未來的自己，因為現在的我很想知道，未來的我過得如何？是不是習慣全新的生活方式？夢想是不是已經實現？是不是比現在的我更好、更自信？……

我尷尬的寫完給自己的明信片之後，也第一次嘗試了火漆蠟封，簡單卻療癒，感覺自己完全觀光客上身，隨便一點小玩意兒就能讓我掏出新台幣，但為了未來的自己，我可以。

當然，不能免俗的，我也寄了幾張卡片給朋友和我的中醫師，謝謝他們在這我治療這段期間的陪伴，因為有他們，讓我的治療路上順利許多。

就這樣嗎？難得出門，難道不吃點東西嗎？何況還是新的店，怎麼可以不吃東西？

美食當然是免不了的嘍！

這間店把菜單掛在牆上，讓客人用店家自製的明信片點餐，點完餐之後，店家會把點餐的明信片送給客人，但我更好奇的是，如果想點的餐點沒有明信片，是不是就不能點了？但無妨，因為我手上拿的正好是最後一張明信片。

出發之前，我就先想好要點個海鮮濃湯套餐，和一個烤布丁。沒想到，到了現場後，在烈日的曝曬下，我又多點了一杯應景的夏日飲品，而且把自己點的餐點吃得一點不剩，完全胃口大開呀！

往後的每一年，我也要像這樣寫信給未來的自己，和期許中的自己保持連結，確保前行的方向是我想要的，因為前行的方向比起點更重要。

趕走生命中的快樂吸血鬼吧！

同一天，我還收到了另一位舊人傳來的訊息，對方第一句話就說：「妳剃光頭？真的假的？妳當尼姑了嗎？」

當下，我忍不住怒火攻心，這真是我生病以來，遇到最無禮的事情了，想不到最沒有同理心的人，竟然是我認識的人。

這個舊人是我的高中同學，我們失聯應該有超過十年的時間，只是因為有幾位高中同學，還認真的希望可以召集全班同學，定期開個同學會，才又在臉書連繫上，但也僅止於此。

高中時，我們算是有一點往來，那時總會找幾個同學一起，在下課後到校門口對面的「粉紅佳人」喝杯飲料、吃個點心，聚在一起聊天、說笑。

當然這位舊人對我的關心也不算少，記得高三畢業時，她還跟我說：「妳要好好的喔！如果哪天我在社會版上看到妳的新聞，我一定會去鞭屍。」當時我簡直是個活在黑暗裡的人。

但畢業之後，我們也就沒有連絡了，剛在臉書上重逢時，我們有熱絡的聊過一陣子，她一直希望我去嘉義找她，但我始終沒有前行。

期間也經歷過，她開口向我借錢的事，幸好因為我會跟老爺分享生活中的事，所以在聊到這位舊人的故事時，老爺就有事先以「他吃的鹽比我吃的飯多」的姿態，剖析我這位舊人心裡盤算的小事，同時也教我應對的方式，算是順利的化解了一次危機。

偶爾，舊人也會傳訊息來跟我聊些無關緊要的閒事，但總是沒頭沒尾的讓人摸不著頭緒。

有次，她興高采烈的和我分享著婆婆在阿里山上販賣的特產，本來想跟她捧場個幾包，她說不用，可以寄給我試吃，但也從此之後就沒有下文。

人我相處，妳既無心，我也沒必要用情，知道彼此在什麼位置就好。就像在前公司與我同期的「閨密」，我也不是跟她特別熟，但因為我們同在一間辦公室，所以她便對外號稱我為「閨密」。

「閨密」這個詞實在太沉重，說到底我們也就是相依為命的同事而已。過年約好到家裡喝茶，結果在當天毀約；清明節連假說想出門喝下午茶，但要等她睡到自然醒，結果一整天音訊全無，諸如此類的小事不勝枚舉，久了也就不把她放在心上。

小時候，特別渴望有朋友，總是羨慕那些身邊圍著一群人的人，但阿姨告訴我：「什麼朋友都是假的，只有自己才是自己真正的朋友。」當時覺得這句話太不真實，那每天坐在門口聊天的那些阿姨算什麼呢？

但慢慢的，我開始懂了，或許真的沒有糟糕到只能和自己做朋友，但也沒有樂觀到什麼人都可以當交心的朋友。

朋友，還得用真心相伴才算，那些讓人感到不舒服的人，就別再往來了吧！誰也沒必要一直浪費自己的真心等誰，真心就該用在值得的人身上。

從現在開始，每天都要記得大笑

我家老爺向來是個笑點很低的人，一點點風吹草動都能讓他笑到噴飯或翻過去，他總是說：「就很好笑呀！」，而我總是不屑的冷眼看待老爺的笑，因為不懂老爺的笑點，也不知道那些究竟有什麼好笑。

之前因為覺得蠟筆小新的光屁股很療癒，能夠緩解工作上的烏煙瘴氣，所以開始收集蠟筆小新的公仔，賦閒在家之後，還意外的開始看起《蠟筆小新》的卡通，過去覺得低級又沒有營養的卡通，現在卻可以看著看著就捧腹大笑，還可以跟老爺一起看、一起笑。

奇怪！我是突然從哪個不知名的天界返回人間了嗎？還是本來身體裡就住著一個愛笑的靈魂，只是一直被自己禁錮住了呢？和老爺一起看著蠟筆小新電影版《我的搬家物語》時，這個問題突然閃過我心頭。

其實，我從來沒有認真觀察過自己什麼時候會笑？什麼時候不笑？什麼事情會覺得好笑？又什麼事情覺得無聊？

據說，我小時候是個愛笑，而且看到人打噴嚏就會呵呵笑的可愛孩子，因為眾多複雜的因素，導致我長成現在這個樣子，當我對於別人的笑點無感的時候，就會用一種冷漠、不屑的態度回應對方，而且大部分都用在老爺和親近的人身上。

天哪！我怎麼這麼惡劣？我為什麼要這樣對待老爺呢？說穿了，就是自己心裡一股莫名的傲氣在作祟，好像在說著：「我才不跟你一樣呢！」嗯！我竟然……，到底有什麼問題呢？對！我有什麼了不起？憑什麼如此對待老爺呢？這個說來話長，我們就先跳過去吧！

我自己也不是不會笑，只是笑的點也很奇怪！而且不笑則已，笑起來一發不可收拾，總被人說笑聲聽起來很可怕！喜歡放聲大笑，而且笑起來很嚇人。

除了天生的個性使然，職場裡也有太多的規則要遵守，還有公司內部的不成文規定，甚至老闆在辦公室的時候不可以太歡樂，久而久之也就習慣少笑了。

這段時間，我反思了不少，也悄悄走出自己的冰山，原來「笑出來，真的沒什麼關係！」

笑出來，讓我和老爺之間有了更多的話題，讓我知道原來自己也可以幽默；笑，真的不需要任何原因和理由，只要想笑就可以笑，覺得好笑就可以笑，笑是那麼自由自在！

但，要如何讓自己開始笑呢？

我覺得就是什麼都不想的融入，「專注在其中」！無論電視劇、卡通，甚至是老爺的冷笑話，只要放空自己，跟著劇情感受劇情，就能不斷被笑點擊中而發笑，就連老爺無聊的冷笑話也能秒懂，我才知道自己原來這麼過分！竟無視身邊這個每天費心逗我笑的珍寶。

幸好，逝者已矣，來者可追！現在覺悟不算太晚，還是可以好好開始「笑」。

你心中的相信是什麼？

「妳心中的相信是什麼？」我的督導老師，曾在實習督導時問了我這個問題，當時我語塞，一句話也答不出來。

因為我從來沒有思考過這個問題，也沒有想過我的心中有一個「相信」。但老師告訴我：「那個『相信』是引領我往前的信念與動力，我相信有了那個東西，才能不斷的向前邁進。」

反覆推敲及思索後，才發現我心中的「相信」是：目標。

不論我要做任何事，我都會先為自己設定一個標準、方向，然後才開始出發。

這樣的對話，來自我實習時，其中一位個案的問題。當時她想成為一位自由工作者，嘗試了一年的時間，覺得成果似乎沒有預期的好，猶豫著是否該回到職場工作，但她心中又很希望可以繼續自由工作者的角色，於是我們開始進行晤談。

只是過程不怎麼順利，當個案提出：「想再嘗試看看，如果真的不行再放棄」時，我反問：「妳有為自己設下標準嗎？妳如何檢視自己的成果？如何判斷行與不行？」個案沉默不語。

所以老師才問我：「我的相信是什麼？」每一位諮詢師都有自己的立場，而我的立場是，「沒有目標，就無法前進，也不知道該往哪裡去，目標像一個錨，定住了我將去的方向，一路上能修正的就只有路線，也許一開始出發的方向就不對，也或許是中途迷失了方向，但目標，最終都能將我拉回正軌。」

那個冥冥之中都有注定的感覺，其實就是我的「相信」在牽引著我，不論好的或壞的，只要是我想的，都被我吸引過來，那是一種信念。

確診乳癌後，當醫生要我不要太擔心，初期的控制率有高達九〇％時，我也真的不再有太多的擔心，只一心一意跟著醫生的腳步走，過程中雖然難免有情緒起伏，但我仍然相信，也堅定的告訴自己：「只要好好接受治療，病就會好。」

想著六次的化學治療，覺得太漫長，那就只要專注著眼前的治療就好，一次又一次，很快就會做完；就像跑步時，眼睛如果一直盯著遙遠的終點，心裡就會覺得遙不可及，身體就會覺得疲累，但只要盯著眼前要跨出去的地方，很快就能跑到終點。

目標，就如同黑暗中的燈塔，只要方向確定，即使看不見前方，也能夠一小步、一小步的前進，慢慢走，終有到達目的地的時候。

當然，有更多的時候，我們不會那麼輕易的抵達終點，但凡是在心中許下心願，便能開始導入我們的生命，引領我們慢慢靠近，直到最後降臨在我們身上。

也許過程很辛苦，但我還是持續相信，並努力朝目標前進，總會有撥雲見日的一天。

在急躁的時代裡，重新找回自己的節奏

「急躁的時代」，今天在臉書上看到這個名詞，覺得形容的太貼切了。

還是個上班族時，每天總是痛苦的起床，隨便梳理之後匆忙出門，在公司樓下的便利商店，隨便抓幾樣看起來合胃口的食品充當早餐，便開始一天的工作，午餐時間也不見得閒，坐在位置上就得接聽隨時響起的電話，還得應付萬事特急件的老闆與主管，往往公事忙完的同時，午餐也不知不覺的塞進肚子，卻不見得知道自己吃了什麼，下班時間到，就迫不及待的衝出辦公室，但回家的路上腳步卻沉重異常。

累積了一整天的疲憊，也不可能有多餘的精神和力氣，幫自己或家人弄點什麼像樣的晚餐，所以又是草草外食了事，如此日復一日，年復一年。

生病之後，心閒了，身體更閒，也因此開始橫向發展起來，人也越發懶惰，感覺就像是從急躁時代的滾桶中被甩出的，一灘爛泥。

一切都失去了節奏與重心，想要振作起來，還得先幫自己找點事情做，是什麼呢？

我現在能做的事，不外乎是寫作、閱讀、追劇、一個人到處走走、上課、與許久不見的朋友吃飯聊天、烹飪、整理家務和陪伴寵物，再加上偶而來個兩天一夜的輕旅行。

大概有許多人羨慕我能過這麼悠閒的生活，嗯……到目前為止，我也很喜歡這樣的生活。至少，我找回了自己的自由。

治療剛結束時，我也很焦慮。覺得自己應該立刻回到職場找個工作，賦閒在家的自己每天都覺得不自在，好像自己對家裡一點付出也沒有，就是個不折不扣的米蟲。

但真的是這樣嗎？當我把家打理的有條不紊，為了自己和老爺的健康，提升自煮意識，花時間和精神在食材的採買和料理的規劃並樂在其中時，我就是在展現自己的價值，和對家庭付出。

我深知在結束長達七個月的治療後，馬不停蹄的接著投履歷，然後匆匆忙忙的面試，糊裡糊塗的再把自己送進某個組織，也不是自己想要的。

再加上，我承諾自己的鐵道之旅還沒啟程，手上一間老房子的整理工作也還沒開始，還有一些當地的景點、不錯的餐廳、期間限定的展出，我都還沒有去。我不想再度失去屬於自己的自由。

為此，我讀了許多書，希望能找到一點安慰。最後，是朋友一句「好好享受現在的生活」安定了我的心。

可不是嗎？現在的生活，可是「現在的我」才能有的，過去的我沒有，未來的我也不會有。別人想要像我這樣愜意的生活還不行呢。

於是，我在配合老爺的作息之餘，塞進了各種我能做的事、我想做的事，以及我該做的事。

慢慢的吃完早餐休息後，老爺上工，我也開始整理環境清潔，做為自己展開一天的儀式。剩下的時間用來閱讀、寫作、彈彈新買的烏克麗麗，或者逛逛市場、超市，準備幾天的伙食，也可以動手做愛吃的辣泡菜，甚至是試做新食譜。

定期和醫生約會的日子設定在行事曆裡，趁著出門時和朋友吃飯聊天，或者自己偷閒來個下午茶也不錯。也可以足跡地圖上開發一個新地標，趕個流行追追當前正夯的必吃美食。時間很自由，行程很隨興，生活很充實，心情很愉快。

「慢慢地活」就是在我現在的人生段落裡，樂在其中吧！一切都那麼的從容、自在，時光也變得美好。一項項完成生活中的每件事，也達成我想追求的優雅。

被自己耽誤的自己

因為長時間居住在親戚家的關係，讓我從小就習慣小心翼翼的提出要求，這個我自以為是禮貌的行為，不僅把我自己遠遠的與他人隔開，也成為自己日後沒自信的表現之一。

直到多年後的現在，我與老爺相處時，還是不時的會出現那種令人討厭的模式，而且讓我覺得自己與老爺，不是處在同一個平面上，而是處於較低、較弱勢的位子，總是仰著頭看他。

這種不平等的感覺困擾著我，我原以為那是老爺的大男人主義個性使然，但慢慢才發現，自己的個性也相當有問題，只是知道問題所在仍然沒有用，這一切的態勢還是沒有改變。

過去，我總是怯懦的用：「我可以……嗎？」來提出要求，這種沒有力量的問句很容易就會被打槍，所以小時候常因此挨罵，老爺也常因此拒絕我的請求，然後換來無限的「覺得不被理解」。

但因為我在提出要求前，就已經預設好會被拒絕的結果了，所以最後真的被拒絕時，我就會想：「果然和我想的一樣。」

這樣的習慣，讓我一直覺得不舒坦，心裡有一種委屈的感覺，好像自己一直在看著別人的臉色過活，很不喜歡、很不自在，卻沒有發現能改善這個問題的只有自己。

當我受到腫瘤的衝擊，決心要放膽做自己想做的事，任性的宣告：「我不管了！以後我要好好為自己活。」向老爺宣告：「治療結束之後，我要一個人好好的去旅行，再也不被拘束了。」之後，我的心卻突然有一種被解放的舒暢感。

「雖然手還是發抖，心跳還是加速，但我把心裡想說的話，說出來了。」這種暢快的感覺。

是這個吧？一直困住我的大魔王。

因為覺得自己不可以，所以就真的不可以，就算自己很想做一件事，也不敢直接的表達出來，因為怕被笑、怕挨罵、怕自己沒資格……等等，說不完的害怕。但說到底，阻礙了自己的原來是自己。

這會不會也是一種自我逃避的心態呢？因為這樣，我就可以把自己的不成功，歸咎於別人的反對，別人的什麼、什麼，然後我繼續安然的躲在自己的保護殼裡，我的一事無成變成理所當然，因為都是別人的錯！

是吧？是這樣吧？真不敢相信，有一天我會發現事實的真相，自己竟如此愚蠢的耽誤了自己一生。

乳癌在我的生命中，可能終究會成為一個事件、一個標籤、一個討人厭的壞東西，但卻紮實的讓我在陪伴自己的過程中，享受了自我覺醒的美好，學會放開心胸、放開自己、放開手、放開一切……

或許，這世上沒有誰真的對我不好，只是因為我不願意對別人敞開心房，因為我自以為是的以為，所以別人走不進我，我也走不進別人。

我也沒有真的不能做什麼，或做不成什麼，一切都只是因為自己其實不想做……

生病是錯誤使用魔法的結果，你知道嗎？

「在發現自己得癌症之前，是不是有很多的機會可以發現身體的異樣呢？」一個人待著時，總不自覺的回想，我的身體究竟從什麼時候開始發生變化？

都說癌症是終極發炎的表現，那麼如果我們在身體剛開始發炎的時候就發現，是不是就可以免去成為癌症的結果呢？

不是的，就算我們在身體剛開始發炎的時候就發現，我們也會置之不理。

怎麼可能？這是什麼邏輯？

這段期間，我回首過去的自己，以及觀察身邊認識的人，發現人真的很膽小，又或者更直接的說，是人都很怕死！因為怕死，所以寧願當鴕鳥，覺得只要我不知道身體出狀況，一切就會沒事。

「不知道，說不定還可以好好的多活幾年，知道了之後，成天為病擔憂、鬱鬱寡歡，可能不久之後就蒙主寵召了。」基於這個邏輯，大部分的人都不希望知道身體出狀況的事實，包括我自己。

雖然我覺得是疾病選擇了我，因為是腫瘤讓我發現它的存在，但經過不斷的反思和自我對話後，我發現，或許是我的潛意識選擇了疾病，只是我自己不知道而已。尤其當我想起，曾對老爺抱怨：「我也想要被照顧」時，我就忍不住頭皮發麻，這就像人家說的：「好的不靈，壞的靈」。

靜心問自己：「你有什麼想實現的『慾望』嗎？」這個問題很奇怪吧？什麼叫做「想實現的慾望」呢？

比如說，和討人厭的主管共事時，我整天想著要換工作，不然請個長假休息一下也可以，好巧不巧老爺就摔傷了腿；又或者，心裡想著：「手上的專案結束後，我就要換工作。」然後我就摸到自己胸部的硬塊。

很令人毛骨悚然吧？我也這麼覺得，感覺自己像是一個擁有叫做「負能量」的魔法的孩子，因為不懂如何操作及控制魔法，所以讓這股強大的力量，在不適當的地方產生作用了。

實際上，我們每個人身上都各自擁有不同的負能量，而且我們每天都在使用而不自知。當然，我們也不是都能夠控制得很好，因為這種與生俱來的魔法沒有使用說明書，所以我們只能不斷的嘗試。

無奈的是，我們錯誤使用魔法的結果，會直接反映在我們身上，但是我們也看不懂，才會導致過多的毒素累積，進而產生疾病。

有了疾病之後，又不願意面對，直到……砰！蓄積的負能量爆發開來，最後把自己傷得體無完膚。

有些人會就此停下來檢傷，並反思整件事的前因後果，有些人則仍然不顧一切的往前衝去。

而我，選擇好好的停下來，給自己重新調整方向和策略的機會，檢視自己的傷勢，並做一個全盤的檢討，把傷養好之後再出發。

希望下次再出發時，我能更正確的使用我的魔法。

疾病不是突然發生，而是突然發現

二〇一七年六月的一個星期五，我把我們家的寵物兔圓圓帶回家，當時牠只有我的一個手掌大，小得好可愛，小到我擔心自己養不活牠。

選擇養寵物，是因為那段時間，我覺得兩個人的夫妻生活似乎已經快到極限。同樣的兩個人，同樣的生活模式、習慣，甚至連聊天的話題都很無聊，我煩躁得動不動就想跟老爺吵架，真心覺得生活應該要有一點不同的刺激。

選擇養兔子，是因為牠安靜，而且愛乾淨，本來應該要養狗的，但我們租屋實在是也不太方便，只好退而求其次，選擇兔子。

自從家裡有了圓圓後，我和老爺的聊天話題就聚焦在圓圓身上，甚至會一起蹲在籠子前面忙牠的事，晚餐後的時光變得愉快許多，我原本煩躁的心情也跟著改善不少，就連大聲說話的次數也少了，更棒的是，我終於不在家裡跟老爺抱怨工作上的事了。

這樣的改變真是不錯，我真的很喜歡養了圓圓之後的自己。

確診乳癌後，中醫生告訴我：「乳癌是一種由情緒機轉的疾病」，我跟醫生說：「但我現在改變了很多，沒有像之前那樣了。」

醫生說：「疾病是長時間累積下來的成果，並不是短時間的改變就能扭轉的。」

聽了醫生的話，我認同的點點頭，想起曾有一位中醫生把過我的脈，說：「妳壓力很大嗎？要注意喔！不然會轉變成癌症喔！」但我當時真的不知道該如何「注意」。

打從圓圓到家裡來，就不曾自己獨處過，所以很需要有人陪，但在治療期間，凡是需要住院的時候，圓圓都得自己待在家，直到隔一天的早上，老爺才會回家料理牠的大小事。

聰明的牠，會在我們準備離家的時候，表現出一臉憂鬱，加深了我當時開刀住院的焦慮，因為牠的模樣看起來太可憐，太令人不捨。

幾次之後，圓圓就不再用可憐兮兮的眼神望著我們出門了，而是選擇自己默默的到角落裝忙，直到我再次返家時，才用熱烈的咬籠子反應來迎接我。

雖然我曾因為副作用鬧情緒，連使用浴室要先讓圓圓上廁所也發脾氣，但在大部分的治療期間，圓圓的陪伴給了我很大的支持，至少牠讓我在休養的期間也不無聊，要很勤勞的摸牠、抱牠，看著牠在家裡各個角落奔跑，還要在固定的時間帶牠到浴室，坐在門口陪牠大小便。

化學治療結束，圓圓來我們家也滿一年了，牠已經征服了家中各個角落，也學會窩在老爺椅子下陪他工作，還喜歡跟在人腳邊到處跑，各種貼心又可愛的舉動，都讓我嘴角掛著微笑。

每個週末，是圓圓固定到公園看人群的日子，也是我和老爺外出散步的日子。過去，休假的時間，我總是忙著自己有課要上，忙著和朋友一起吃飯，忘了老爺也需要我陪伴，需要我和他一起悠閒的談天說地，也需要有屬於我們的獨處時間。

現在，幸好有了圓圓，也幸好生了這場病，讓我終於知道，原來我一直把最珍貴的棄之於不顧，卻不停的向外尋求世間寶物。

偶爾，轉頭看看身邊的他，找回屬於你們的節奏！不是他太慢，可能是你太快，也不是他站在原地不動，而是你根本就忘了帶上他。

除了生氣，你還有別的選擇

從小我就愛生氣，沒來由的愛擺臭臉，媽媽為了逗我笑，總是追著我幫我拍照，聽說只要幫我拍照，我就會笑。

直到最近，我對「生氣」這件事有了新的認識，我才瞬間秒懂自己。《情緒的毒身體知道》中提到：「生氣是續發性的情緒，背後往往隱藏著寂寞、悲傷、想救助、想被瞭解、渴望被愛的需求，生氣只是用來掩飾這些需求的蓋子。」

小時候，我大部分的時間都跟阿姨或舅舅住一起，只有很少的時間是跟媽媽在一起，而跟媽媽住的那段時間裡，媽媽為了加班賺錢，總是張羅我吃完晚餐後，就早早叫我上床睡覺，然後她再出門去工作。

當時的我才剛到讀幼稚園的年紀，內心很孤獨，總是希望媽媽可以在家陪我，半夜醒來家裡沒人時，總會刻意的放聲大哭，還曾經因為這樣被媽媽教訓：「這麼大了，一個人有什麼好怕的？」

那是一種強烈的孤獨，和對媽媽的愛的渴望，而我總覺得媽媽不懂，因為她老是要我獨立照顧自己的生活；但或許，媽媽不是不懂，只是迫於現實的無奈，她必須如此才能養活我們兩個人。

那時候，我愛生氣的程度，應該還只是一個有公主病的千金小姐；媽媽去世之後，那愛生氣的程度才是可怕。

印象中，住進阿姨家之後，我壞到生氣的時候會摔東西，也會用力的甩門發出巨響，把阿姨氣得半死的同時，我自己也氣得要死。

我不確定自己十一歲的時候，對死亡這件事到底了解多少，媽媽離世的時候，我雖然忍著沒有哭，但想念媽媽的時候，總是會忍不住掉下淚來。阿姨總是訓斥我：「哭什麼哭？有什麼好哭？妳媽死的時候，妳怎麼不哭？」

我當下不哭是因為不希望他們擔心我，而我事後哭是因為，我真的很想念媽媽。為什麼他們都不懂？我總是因為這樣覺得更生氣。

高中時，有一次特地買了小蛋糕給阿姨當生日蛋糕，阿姨雖然是把蛋糕吃掉了，但嘴裡也是唸唸有詞，似乎不是很領情。那一天，我也很生氣，因為「我媽媽連吃到我準備的生日蛋糕的機會都沒有，如果可以，我多希望那蛋糕是給我媽媽，而不是給妳。」

結婚之後，我的脾氣還是暴躁，學不會好好說話，每次發脾氣，老爺總是一臉無奈，尤其是當我為了一些小事生氣的時候，老爺總說：「為什麼要生氣？這有什麼好生氣的？……就好了呀！」

有時候，我察覺到自己身上有阿姨苛刻的影子，發脾氣的那副嘴臉，和我討厭的阿姨好像，但我還是克制不了自己發脾氣的衝動。

神奇的是，確診乳癌後，我什麼壞脾氣一瞬間都好了。只有在理了大光頭的那天，忍不住對老爺生了氣，但我很快就知道，自己是因為掉髮的衝擊太大，以及白血球始終驗不過而感到沮喪。於是向老爺道歉，同時，也說出自己內心的感受。

為什麼突然不生氣了呢？我想，不是我不生氣了，而是我知道了自己生氣的原因，而且學會用更好的方式表達情緒了。再說，站在死神的面前，沒有什麼事比活著更重要，那些外在的事，都是小事，自然也沒有生氣的必要了。

想念我的光頭時代

一生能有幾次光頭的機會？除了Baby時代，大概就是化療的時候了。

第一次化療後的十五天，果然開始大量落髮了，每次洗頭時，手捧著掉髮，總讓我雙手不自主的發抖，就算我覺得自己的心情很平靜，但雙手還是誠實的表現出我內心的震撼。

自四月十一日起大量落髮後，終於受不了掉髮的煎熬，和我可愛的設計師約了四月十八日理個大光頭。

下午一點半，髮廊只有零星幾位客人，設計師專用的三樓宛如我的專屬VIP室，正等候著我的光臨。

摘下頭上的帽子後，設計師忍不住驚呼出聲：「怎麼掉這麼快？我還以為是會慢慢掉的那種。」這也是當初設計師捨不得一次幫我把頭髮剪太短的原因，無奈事與願違。

就在準備迎接此生第二次光頭時，一陣天搖地動驚動了所有人，窗外的路燈也強烈的搖晃著，設計師更是淡定的搭著我的肩，安撫我：「不要怕！沒關係！我們在三樓，就算掉下去也還會在一樓，不要怕！」

設計師此話一出，現場的人都笑開懷，也緩解了我迎接光頭時代的沮喪和失落感。

決定要做化療之後，醫院其實會提供一些可以免費租借假髮的資料，讓病友們可以依自己的需求去租借假髮，或者預約理髮服務。但我完全捨棄了這些管道與服務，也沒有租借假髮的打算，大概是我不想讓自己太像一個病人吧！也想好好享受光頭的美好。

頭髮理光之後，除了看起來清爽許多之外，心情也跟著輕鬆不少，看自己頭皮東缺一塊、西缺一塊的，總會莫名讓人心情不好，看到自己亮麗光頭的瞬間，我反而輕鬆的笑了，而且我的光頭造型也不算太差。

走出髮廊後，對於路上突然多出來的人潮有些好奇但沒有多想，我悠悠的走向捷運站，沿路還有阿伯好心的向我招手示意，但我卻仍不解風情的搭手扶梯往捷運站去，結果才發現捷運停駛了。

再度走出捷運站時，站在路邊的人更多了，平常躲在地底下的人群，全都湧到地面上了。他們都急著攔計程車，前往下一個目的地。我也跟著在路邊張望了一下，但偌大的馬路上要嘛沒有計程車，要嘛沒有空的計程車，這下可好了！我要怎麼回家呢？

雖然太陽正大，但反正有騎樓可以遮陽，只好慢悠悠地走嘍！畢竟我不趕時間，晃著晃著還是可以到家。

就這樣，我趕上了難得的捷運大停駛，沿路還難得看到捷運站拉下鐵門，馬路上擠滿了焦急的人們，我反而成了不相干的局外人，冷眼看著難得的奇景，繼續慢步向前。

當天晚上，我莫名發了整晚的脾氣，直到睡前才抱著老爺，直跟他道歉！哭著訴說自己內心的煎熬：「白血球驗不過很煩！一直吃肉很煩！覺得身體不聽話也很煩！更煩的是，我還得忍受兔孩在浴室地板的便便攻擊！為什麼我連上個廁所都要讓牠？」如此這般的崩潰鬧脾氣。

隨著時間過去，新生的細毛奮力在頭皮上長著，每次看見頭皮上有新長的細毛，都覺得特別興奮，也很愛用手感受新生的喜悅，軟軟的細毛摸起來很舒服，只是我也習慣了光頭的便利，有時候反而希望頭髮可以長慢一點，讓我能多享受一點光頭的時光。
我想，我已經開始想念我的光頭時代了。

放棄逃避自由，找回生活自主權

聽說，快樂的真正秘訣，就是對日常生活的各種細節，都懷著真誠的興趣，是這樣嗎？好像真的是這樣。

最近我的生活中，充滿了各式各樣的「整理」。有多餘物品的整理、陳年舊物的整理、珍藏品的整理、惱人灰塵的整理和物品定型的整理等等，讓我忙得愉快又有成就感。

我給自己的目標是：「從今年開始，不需要特別的大掃除，家裡也能很整齊、乾淨。」

第一步就是珍藏品的整理。這些珍藏品大多是衝動購物的產物，不論是逛街，或是滑手機時看到，腦波弱的時候就會忍不住結帳，興致勃勃的回家，但隔天突然驚醒，覺得這東西沒有想像中好用，或者我其實沒有那麼喜歡等等。

這麼多年來，不知不覺也塞滿了家中的各個角落，我甚至為此抱怨過家裡空間太小，卻從沒看清問題的本質，其實是屋子裡堆了太多不必要的閒置雜物。

能大刀闊斧的清除掉沒有在用的物品，我真的覺得很開心，就像長期壓在胸口的石頭，一顆一顆的被搬開，得到了前所未有的舒暢感。

珍藏，只是我為了掩飾自己的衝動購物，偷偷的把那些東西塞進不起眼的角落，以為眼不見為淨。

一袋又一袋的物品，就像是有用的新台幣，變成一顆又一顆沒有價值的石頭。要承認自己如此不經思考的使用金錢，著實需要很大的勇氣，畢竟人不是擅長承認錯誤的動物。也幸好老爺沒有開口表示任何意見。

第二步就是物品定型的整理，就是「定」下一個物品擺放的「型」式。可以開始思考像是物品分類、使用頻率，以及如何拿取之類的問題。認真考慮物品的擺放位置後，才發現過去自己一直用著很不方便拿取的收納方式，而且數年來不曾改變過，結果就是維持了數年的亂。想不到自己忍受力也滿強的就是。

調整過位置後，物品的拿取及收納順手許多，就連老爺也可以輕易上手。

但最可怕的，是調整物品位置後，自動出現的陳年灰塵加棉絮的綜合體，看著真叫人噁心。而且我絕對不想承認，我們一直生活在如此髒亂的環境裡。

耐心把那些可怕的髒污一網打盡後，還有種莫名的快感耶，讓我沾沾自喜的看著那一方乾淨的天地，然後興奮的往下進攻。

你知道嗎？這些整理和清潔的工作，都不是在一天之內發生，但我卻樂此不疲。我只能說，整理是一件神奇的事，而且有著引發一連串效應的魔法。會讓人不停的想繼續整理下去。

朋友虧我：「原來化療的副作用，是讓我突然愛上整理了。」還問我，老爺有沒有覺得自己換了一個老婆？關於這個，老爺只淡淡的說：「這是好大、好大的進步啊！」並且希望我可以持續下去。

在整理的過程中我發現，自己應該不是突然對整理感興趣，而是對生活有了期待。除了是想擁有一種簡約、輕鬆、無負擔的生活狀態之外，也是我終於願意關心我的生活，正視那些過去一直逃避的問題了。

曾經，我以為自己討厭的是「整理」，但我後來才知道，那只是我的

「逃避心態」在作祟，因為不想為日常生活負責而產生的逃避心態。

當我發自內心的想整理，自然也會設法克服許多內心的抗拒、覺得麻煩、覺得累等等的逃避心態。學習享受這種沒有時間、空間壓力的自由，隨意調整節奏和步調也沒有關係，間接也收穫更多的輕鬆愉快。

「整理，就是改善日常生活。」這句話說的一點也沒有錯。只是我也分不清，究竟是先整理才改善了日常生活，還是先改善日常生活才開始整理了。

看似平淡的「日常」，最能讓人感到舒服與自在，懂得品味生活的瑣碎，日子才能過得更美好。

第四章　發現愛之旅

從小，我就強烈的渴望著「家」的感覺，一直希望能有自己的家。

長大之後，即使擁有自己的一方天地，費盡心思佈置，也沒能得到那種「家」的感覺，進入婚姻生活後也是。

後來我才知道，原來我心中的那個渴望，那個無法用言語形容的「家」的感覺，其實是歸屬感。

無論如何，我們一起面對

二〇六年十二月三日，我家老爺在自家浴室跌斷了自己的左大腿骨，獨自在家的他，強忍著疼痛，從浴室回到臥室，躺在床上等著我回家目睹這一切。

急診、開刀、復健，直到十二月二十五日才出院回家休養，但免於在醫院跨年就值得高興。出院之後，當然有許多生活面的問題要克服，我們磕磕碰碰、互相配合、彼此學習與包容，也總算熬到老爺可以在家使用助行器活動，讓我可以順利在二〇七年三月回到工作崗位上去喘一口氣，讓我們的生活慢慢回到正軌。

「是不好的東西，醫生幫我安排下週一轉診，要做全身性的檢查，然後才知道要如何進一步治療。」一年後，卻換我為生活增添了新的挑戰，我手拿著醫院準備的轉診資料，在公車站傳了訊息給老爺。

「好吧！也只能這樣了，無論如何我們一起面對。」老爺很快就回傳了這樣的訊息來。

看著老爺的訊息，不知道說什麼好。「一起面對」應該是老爺給我最大的支持了。雖然我總抱怨他不會安慰人，但不知道要說什麼的時候，老爺的做法或許才是最正確的。

當初，我和老爺決定攜手共度一生時，引來媽媽家親戚的強力反彈，除了老爺年紀長我十六歲之外，還有他沒得選的小兒麻痺，他們擔心我日後要照顧年邁的老爺會很辛苦，再加上我們不打算舉行婚禮儀式，只想簡單的登記就好，更加引起長輩們的議論。

如果沒有意外，就不叫生活，既然是意外，那就不一定會發生在什麼人身上。都說棺材是裝死人，不是裝老人，卻還是有一堆人認為年紀大的就會先走，電視台不停輪播的那些意外事件中，又有幾件是老人呢？

我想，幸福與否？不在於年紀的多寡，而在於兩個人的真心。

我與老爺雖然攜手邁向第十一年，這些年來我們也爭吵過，我也怨過、後悔過，但世間沒有後悔藥，每個人都應該為自己的選擇負責，不是嗎？老爺在這個事情上就表現得很坦然。

老爺腳受傷住進醫院的當時，他問我有沒有要留下來陪他？這個問題讓我覺得好奇怪！事後我問老爺為什麼這樣問？如果我說沒有要在醫院陪他，那他怎麼辦？

老爺只淡淡地說：「那我就只好一個人呀！」

聽起來還頗令人心酸的，一部分是覺得「老爺很認命」，一部分是覺得「原來老爺對我這麼沒有信心，他竟然不認為我會留下來陪他」。當然，我自己也有很大的錯，不顧老爺痛不欲生，還在旁邊碎唸他不小心……等等的，大概讓他覺得心煩。

相較老爺面對我生病的態度就平淡許多，「因為事情就是發生了，說什麼都沒有用，只能先想好要如何應對。」老爺如是說。

這份「一起面對」的真心，我也是在無數個失眠的夜裡，看著老爺不安穩的睡臉才慢慢體會；生活，這已是最大的幸福。

尋求支持，治療路上更順遂

俗諺說：「沒錢吃飯，拌鹽就好，沒必要跟別人說自己過的不好。」是教我們就算遭遇了痛苦，也不要到處訴說以求取同情。那生病，需要告訴別人嗎？

這是一個很主觀的問題，但沒有所謂的對與錯，因為說或不說都各有利弊，就看自己需要的是什麼。

決定辭職後，我很主動的在公司內部放出自己生病的消息，為的是讓自己辭職這件事可以順利的進行，不會有太多莫名的干擾，雖然在消息傳開之後會有一些麻煩，例如同事的過度關心，以及他們用一種同情的眼光看我。

在最後上班的日子裡，我還是會嘻嘻哈哈的到處和同事聊天，也會堅定的讓某些人知道，他們過度的關心與詢問會讓我感到不快。

同樣是女性，她們也擔心哪天自己會中獎，所以會問一些鉅細靡遺的細節，關於這方面的詢問，我倒是很樂意分享，因為這是只有我才能跟她們說的事。

有些同事會語重心長的要我表達出自己真實的情緒，不要強顏歡笑，但我就是真心覺得開心與放鬆，因為我終於要大膽做我想做的事了。

心情是自己選的，既然事情已經發生，我再怎麼鬱鬱寡歡也無法改變事實，為何不坦然的接受，勇敢的面對，然後開心的過日子呢？

我也曾經難過，也埋怨過為什麼是我，不是別人？但這都發生在切片報告顯示是惡性腫瘤的二月二十三日，而且時間短到令自己意外，因為我即將轉診到大醫院去做更進一步的檢查，還有緊接而來的二二八連假，檢查和預定的工作撞在一起，讓我沒有太多的時間胡思亂想，只能想著如何把所有的事情處理好。

我在前往公司途中的公車上，傳了訊息給一位一年多前也意外發現自己生病的朋友，我主動說出自己的狀況，並表示想和她聊聊關於生病的事，感謝她溫暖的接受了我的請求，並且用她一貫的詼諧口吻安慰我、讓我放心，同時也大方的分享了自己生病治療的過程和經驗。

前往中醫回診時，也主動向醫生說出短短一週內發生的劇烈變化，中醫師除了要我寬心別想太多，我們也討論了關於中西合併治療的可能性，多一個人提供我專業的意見和支持，能讓我更感到安心與放心，在整體的化驗報告出爐，並決定治療計劃後，醫師也能夠配合化學治療的療程幫我調理身體狀況，減輕化學治療的副作用。

手術之後，去見我開朗的髮型設計師時，也不避諱的聊起自己生病的事，過程中沒有任何的沉重感，反而輕鬆的交流著彼此的生病經驗，聊到對生命的看法，以及保險的重要等等。當然，我也事先和她討論後續可能發生的事，以及我希望她可以如何幫我，包括在我不能自己洗頭的時候幫我洗頭，在我需要做化學治療的時候事先幫我把頭髮剪短，甚至在我開始大量落髮需要理光頭髮的時候，幫我安排適當的時間和空間。

幾個好朋友也是需要知道的，漫長的治療期間我也需要一點精神上的支持與陪伴，也需要有人聊天或訴苦，所以她們必須先知道我發生什麼事，才能夠好好的理解和陪我。

最後，才是把自己生病的事情告訴家人，生病這種事情，越是和自己親近的人就越難開口，甚至情緒上的起伏也最大，或許是心裡不希望家人為我擔心，但自己又確實發生了會令人擔心的事，所以覺得過意不去，但感謝我老爹沒有在知道我生病的事情後責備我，只是輕聲的要我照顧自己，我想這對我來說已經足夠。

我基於尋求更多支持的立場，選擇性的告知自己生病的事，其他對我生活無關緊要的人，我則是選擇沉默，因為說出自己生病的事需要勇氣，面對來自四面八方的關心與問候需要體力和耐心。所以，評估自己的內心狀態，再決定要不要對別人揭露自己生病的事吧！

朋友，就是在你需要的時候，自動出現的人

下午一點十五分回到病房，卻被通知要晚上九點十五分才能開始喝一點水，如果沒有不舒服，九點三十分就能開始吃東西。

可以不要這樣嗎？這樣一來我可就斷食一天了呀！不能吃也不能喝的狀態真的太折磨人了啦，幸好有兩位好朋友依約出現，填補我無法吃喝的空虛。

Neke，我們是同事，後來因為她們的事業體被賣掉，所以結束同事關係，但始終保持著連絡，偶爾也會交流工作上的事，這次生病一度不知道該如何讓她知道，剛好她找我一起去健身房，所以有了很好的切入點。

Neke是個外冷內熱的人，開刀前一天才問我介不介意她來探視？生病的事我也算是昭告天下了，跟Neke這麼熟當然不會介意。

照慣例，我還是得從如何發現自己生病開始說起（知道我生病的人必問，我其實都說的有些煩了，無奈連檢查和住院都得交待一遍），然後才展開一連串的話題，接著她提到二月剛結束的公司員工健檢，以及好像去年就存在的子宮肌瘤。

不意外的是，每個人在知道自己身體長了東西時，第一個念頭就是逃

避，所以Neke至今也未正式的到醫院去認識自己的肌瘤，但看我生病後，她似乎有想好好正視這個問題，卻仍猶豫著該找女醫師，還是男醫師？

Neke是個開朗又好聊天的人，所以開完刀很適合和她聊天，聊著聊著禁吃禁喝的事也忘了，傷口似乎也沒有那麼不舒服，我們還聊到相約同遊土耳其呢！生病之後特別想揮別過去那種憋悶的生活方式，只想瘋狂刺激的生活，所以跟老爺說想出國，我長這麼大還沒出過國呢！連護照都沒有，這還不憋嗎？

聊著聊著，Belinda默默的就出現了，還帶著好吃的葡萄和櫻桃來給我，和Belinda其實也有一年多沒有見面了，這段時間一直透過臉書在關注她的近況，直到自己確診乳癌之後，才鼓起勇氣傳訊息給她，和她聊起關於生病的事。

會特別和她聊生病的事，也是因為一年多前她先得了癌症，當時顧慮她的心情，所以沒有追問太多細節，但我心想同樣是癌，或許她能給我一些建議和提點，所以就和她聊了起來，Belinda也是個開朗幽默有餘的人，所以和她聊病倒也沒有太多擔憂，她看起來比我們上一次見面時瘦一點，但氣色很好，也不改之前的愛笑和幽默，讓人看不出她也是個癌症病人，和Neke兩個人初次見面竟也能一搭一唱的聊，真心讓我覺得找對了人來陪我。

這時Belinda才分享了自己的生病經驗，同樣是從怎麼發現開始的，不同的是，Belinda說出來的，好像是事不關己的笑話，而不是連續劇演的那種悲催病史。

我相信，生病過程中的種種不舒服，只有自己才知道，但當她堅強的挺過那一段，又用幽默的方式擷取部分經驗來同理和安慰我時，我真心感受著她的好，也感謝她的貼心，她更以過來人的身分，叮嚀我要小心傷口的感染，更要小心托著我開刀側的右手，以免太大的動作影響傷口內部的癒合，看！是不是要請教前輩呢？

好啦，中途Neke和Belinda交棒後，Belinda也陪我聊到晚上九點多，直到我開始吃東西才離開，讓我有好心情迎接明天的出院日。

要好好照顧自己的身體，好嗎？

三月二十五日，濕涼的星期一早上，接到醫院打來通知下午辦理住院的電話，心裡除了緊張還有一點不安。

這天的十西病房有點熱鬧，不像第一次上樓登記排病房時那樣冰冷可怕，但是惱人的藥水味還是不變，那味道令人渾身不舒服，而且反胃。

親切的病房助理大哥拿來病人服之後，護理師也拿來抽血及照X光的檢查單，很快的又來一位漂亮姐姐，親切的解說關於人工血管的照護，以及術後注意事項。

這次再住院感覺就輕鬆自然許多，不像前次開刀住院，一坐上病床就忍不住鼻酸，害怕的眼淚馬上就模糊了雙眼，只能努力深呼吸，不讓眼淚掉下來。

輕鬆愉快的做完檢查後，胸腔外科的醫生就來說明人工血管手術的事，這位高大的長髮女醫師一臉不耐煩的抱怨：「我們固定手術的時間是星期五，不知道為什麼要會（診）一堆病人來，手術室明天是排不上了，所以預計會是星期三手術，但是手術時間不確定，只要有空檔就會通知妳們。」

醫生和護理師搖搖擺擺的走了之後，我和老爺互看了一眼，開始擔心起我的人工血管手術，不過令人開心的是，我不用在生日當天進手術室。

三月二十七日，因為要手術的關係，所以凌晨十二點起就開始禁食，但因為待在病房裡什麼事都不能做，所以肚子餓的感覺特別明顯。

接近十一點時，一位護理師急急忙忙的進來，本來以為是輪到我手術了，想不到她開口是說：「不好意思，因為主治醫師上吐下瀉，剛剛被拖去急診，所以今天無法做手術，妳要等星期五再做手術，還是轉給另一位胸腔外科醫生，他可以協助今天做手術，但是可能要下午三、四點以後再等通知。」

什麼？這到底是什麼突發狀況？當然是今天開刀呀！我可不想白白在醫院住這麼多天，又不是在渡假！

「好，等一下胸腔外科醫生還是會先來看妳，如果真的很餓的話，趕快先抓緊時間吃一點東西。」

喔！這當然是必要的嘍！趕緊派老爺出動隨便買點什麼都好，我可不想再餓瘦了。

然後，走廊上傳來一陣騷動，我聽到有人追著護理師問：「那我會先做嗎？我本來是昨天就要做了，但是沒有排上。」

「好，我知道，妳們有兩位是昨天沒做到的，等一下都會先排。」

這時，我才知道原來我還算幸運了。

晚上六點半，病房助理大哥帶我到手術室報到，躺在手術室等候區的小床上，老爺又陪我等了三十分鐘，幾個護理師相繼下班後，整個手術室的報到櫃檯空無一人，醫生才把剛手術好的病人推到恢復區，又馬不停蹄的把我送進手術室，可以強烈感受到分秒必爭的急迫。

為了節省時間，護理師要求我放輕鬆不要動，然後開始搬動我、調整手術台的高度、放暖氣管，醫生用大量的碘酒消毒我的左肩、鎖骨和脖子，碘酒多到根本像用倒的，然後再鋪上一層又一層的綠色消毒布，我的臉甚至被綠色的布掩埋，直到擺陣擺好後，護理師才讓我的臉露出來。

好戲上場！真的只有局部麻醉……嗚~真的很刺激！本來是想要求全身

麻醉的，但實在是因為人手不足，只能堅強的撐著。

雖然不會痛，但我連醫生割開我的肉都知道呀！聽到電燒的聲音後，還聞到一陣焦味，我的肉……，尤其是電燒燒到神經的時候，很痛吶！整條神經都在抽，所以護理師最後還給了吸式的止痛藥，讓我可以乖乖的躺著。

過程中，護理師還是時不時會來關心一下我的狀況，偶爾會彼此說些笑話轉移我的注意力，但我其實很在意醫生和一名護理師的對話……

「她這裡有一個洞。」

「那是她自己的洞嗎？」

「對！」

「那就放在她自己的洞就好啦！」

怎樣？到底是什麼洞？我的身體為什麼會有洞？不過，我還是忍住沒有問。

醫生縫合傷口的時候也很令人驚嚇，我感覺到醫生用力的在按壓我的傷口，用力的拉緊縫線，全程都很粗暴的結束這場約一個半小時的手術。

手術後，還得再照一次X光，確認人工血管裝的位置正確無誤。

在等待病房助理員將我領回時，以一擋百的護理師，一面迅速收拾分佈在我身上的管線，一面溫柔的說：「答應我，要好好照顧自己的身體，好嗎？」

我雖然訝異，也認真的回了聲：「好。」接著內心又是一陣波濤洶湧，不知道為什麼，生病之後，只要聽到有人要我保重身體之類的話，就會忍不住熱淚盈眶。

一波三折的人工血管手術終於順利的結束，也感謝所有醫護人員的辛勞與付出，過程中，我深刻體會各行各業的不容易，也感受到護理師給我滿滿的溫暖。

哇！願意陪我下地獄的男人

第一次化療後，我的身體奮力與化療藥物對抗著，導致產生連護理人員都不理解的強烈反應，他們認為通常出現在第三次、第四次後才會有的明顯不舒服，我在第一次就發生了，就連回診驗血時，白血球數值也落在難看的一三〇〇，讓我沮喪莫名，我明明覺得身體狀況還不錯，怎麼驗血會沒過關？

在醫生強烈囑咐要多吃肉的狀況下，吃膩了牛肉，只好外送了一隻桶仔雞來吃。這是我和老爺想念很久的美味，桶仔雞店在繁華的台北市真的很難找。也許是我的美食雷達不夠發達，就如同老爺在我眼中是個山頂洞人，而我在朋友眼中是個奇葩一樣，我的資訊永遠是很落後的那一種，所以意外找到這家外送桶仔雞店，就二話不說的訂來吃。

從外送人員手中接過提袋，腦中的第一個念頭就是：「怎麼這麼輕？」還懷疑的看了看提袋裡的東西，確實是一隻雞沒錯，但怎麼這麼沒有真實感？

把桶仔雞倒到盤子裡時，我和老爺不約而同的笑了：「這是一隻還沒長大的雞嘛！」重點是這隻雞還要價六五〇元新台幣，是有沒有這麼貴呢？

第一次的桶子雞外送，除雞小隻一點之外，其餘的都還算不錯！雖然老爺嘴巴嘮叨著：「這是先燙過去才烤的雞！是作弊版的烤雞！」但我還是吃得很開心，除了是肚子餓之外，我也真心覺得這雞的味道不錯。

吃著，吃著，我把屬於自己的好吃的雞腿吃完了，啃著厚實的雞胸肉卻顯得意興闌珊。老爺知道我不愛吃雞胸肉，於是把自己的雞腿讓給我吃。我明明想接受，但又覺得對老爺過意不去，因為他總是撿我不喜歡的食物吃，所以說了一句：「這樣我會下地獄吧！」

想不到老爺竟然毫不猶豫的說：「沒關係！我陪妳，我會說是我自願的。」

那個當下，我真的忍不住熱淚盈眶，也不知道是真的有這麼感動，還是生病之後又變得更愛哭了。我想，那是真的很感動！這個男人願意陪我下地獄呀！

老爺平時真不是會說什麼甜言蜜語的人，就連我們的結婚週年也沒有記得過一次，我的生日他也從來都不記得，但就是偶爾會說出這種令人感動莫名的話，叫人很難氣他不記得那些紀念日。

我們兩個人一餐就完食了那一隻雞，老爺卻覺得嘴巴空虛，他說那隻雞真的太小了！

但週一回醫院再驗血時，白血球還是沒有達標，只稍稍提升到二二〇〇，還不到及格的邊緣，這個結果再度讓我笑不出來。

事實證明，想要有效增加白血球，還是要吃牛！吃牛！吃牛！但我就是不想！不想！不想！這真的很痛苦呀！我的餐盤只剩下肉，吃不完的肉……

看妳有的，不要看妳沒有的，當一個心靈富足的人

八月二十日早晨，在前往醫院的路上，心裡突然想起一個人。要傳訊息給她嗎？會不會打擾到她？她會想理我嗎？各種小劇場在腦海裡輪番演出，猶豫、掙扎之後，還是送出了問候的訊息。

發現生病之後，我除了變得更感性之外，也突然很想跟在我生命中留下痕跡的人連絡。問問對方的近況，見個面、聊個天，也許能重新收穫一些什麼。

出乎意料的是，對方很快就回覆了我的訊息。她是我曾經的老闆娘，自己也是個老闆，現在還成了我的榜樣之一。

我們約好吃早午餐的當天，Fion貼心的開車來接我，並且送了我一盒自家販售的黑皂和乳液。她知道放射治療的過程中，難免會遇到一些皮膚上的狀況，所以特地送了我這個，希望我可以順利的度過放射治療期。

Fion天南地北的和我聊著，像是準備了一卡車的話題般，滔滔不絕的說著、笑著，生動的表情和隨情緒起伏的語調，都讓我心生羡慕又佩服。她大方、自在的程度，真是我所不及的。

所以才有人說，當你羨慕或嫉妒一個人，表示對方身上有你想成為的樣子。仔細想起來，好像真是這樣。Fion有一種讓人想跟隨的魅力，也想像她這樣的開朗、自信又大方。

在書稿寫到一個段落時，我開始回頭看自己之前寫的東西，卻覺得糟了一個糕，怎麼自己都看不懂自己在寫什麼呢？這讓我很是失落，同時也對自己的文章失去了信心，甚至一度想把那些亂七八糟的文章刪除或修改。

Fion語重心長的說：「不管你刪了多少，未來妳再看到現在的文章，還是會有現在的感受，那何必？」我萎靡的心瞬間被她療癒。接著說：「文章修改，反而可惜了。還不如拿修改的時間來多寫幾篇文章。」

在我羨慕別人的文采好，感嘆自己寫不出像別人那樣好的文章時，Fion勸我：「拜託！一堆人喜歡妳好不好？多看看自己有的，不要去看沒有的，會快樂滿足很多。沒有什麼比得上心靈的富足。」

Fion告訴我，她的父親從小就讓她覺得自己是個心靈富足的人，所以現在她也用相同的方式教育自己的孩子。

整個療程結束後，我為了「接下來有什麼打算？」的問題感到焦慮時，Fion卻溫柔的要我享受自己的生活，做自己想做的事就好。只有現在的我，才有餘裕做想做的事、去想去的地方、吃想吃的東西，體驗各種我想要的生活。時機成熟時，那個「接下來」自然就會出現了。

Fion總是用她的方式解答我的問題。或許，有些問題的答案早已在我心中，只是需要一個像Fion這樣的人來支持我；也或許，自信心不足的我，正需要像Fion這樣的人來肯定、鼓勵我。

不管原因是什麼，我都一次又一次的被Fion說服，全盤接受了她的說法並且照辦，然後開心的生活著。

世界上，不會有第二個誰，但我們絕對可以是另一個全新的自己，那個心靈富足、安定、自在的我。

人生，總有一個人默默陪你走

我國中時就認識家燕了，實在想不起來我們是怎麼認識的，只知道她陪我走了好長的路。

高中我們讀同一所學校，還同班三年，緣分可說是非常的深，因為家燕，也讓我的人生多了許多不同的體驗。

例如，畢業旅行的時候，因為家燕暈車身體不適，所以停留在劍湖山時，同學下車玩，而我則跟領隊到員工餐廳吃午餐；晚上，從飯店陪她下山看醫生，途中她停在路邊抓兔子時，我抬頭看到滿天星斗，又大又閃的星星掛滿了天空，我才知道一閃一閃亮晶晶是真的。

高中畢業後，我們見面的時間變少了，但還是會保持連絡，期間我們還相約，到醫院探視得血癌的高中同學。不巧她剛做完化療怕感染，所以沒有見到面。但不久後，就收到那位同學離世的消息，那年我們才十九歲。

之後，我們斷斷續續的連絡，就連我任性換了電話號碼，也沒有丟掉她，看著她為愛離家北上、結婚、生子，我還莫名當了一個乾媽。

我和家燕都是有一點冷的那種，聚在一起時話也不多，常常就是默默的走著、坐著，說起來有時候真的很無聊，而且大部分的時候都是我在說話。

生病開刀時，家燕熱切的想買什麼營養品給我，因為我謝絕雞精，所以她買了燕窩。

農曆年後，她老公隻身前往大陸拼經濟，所以我找她到家裡吃飯、聊天，一起過了母親節，雖然乾媽準備的餐點被乾女兒打槍到爆，但至少我能陪伴她一個下午。

化療到第五次時，家燕有天傳訊息來問我狀況如何？說她媽媽像多了一個女兒般的，一直詢問我的狀況，還說我可以認她媽媽當乾媽了。

聽到這個話，我心感動莫名，還激動的紅了眼眶。我肯定這是生病的副作用之一，總覺得生病後變得更容易被感動了。

打從我成立了部落格與粉絲頁以來，阿姨就默默的在追蹤著我的發文，偶爾也會留個言幫我加油打氣，其實這對我來說就已足夠。

某天我們約了一起吃飯，家燕還提著一袋直銷商的高蛋白產品，以及台南特產的夏日烏魚子來給我，說是阿姨要她帶給我。即便在療程中我未曾吃過任何營養品，我也歡喜的收下了阿姨的心意。

如今，家燕的公公也因為癌症正在治療中，與公婆同住又要照顧小孩的她，肩上的負擔勢必會加重些，我能做的也只有給予多一點的問候與關心。

感謝家燕這些年來，沒有因為我們少連絡而變得疏遠，也沒有因為我的冷淡而離開，始終保持著只有我們才知道的距離，維持著只有我們能懂的頻率，一路走到現在。

未來，我們還是要繼續陪伴彼此，當一輩子的好朋友。

謝謝你記得我的名字

裝人工血管當天，羅大哥忙進忙出的接送病人，直到我手術結束，他都還精神飽滿的和我聊天，並且迅速、安全的把我送回病房，專業又親切的態度令我印象深刻。

看著行動不方便的老爺，大哥也自曝領有殘障手冊的事，令人驚訝的是，他還是下肢的肢體障礙，但看他接送病人時的俐落身手，實在很難想像。

大哥說，他也是經過不斷的復健，才能恢復到現在的模樣，同時也抓到讓自己行走更順暢的技巧，所以可以走得很好，只是疲累的時候還是難免會露出疲態。

每次上十西病房，不論是登記住院，還是辦理住院，都能看到羅大哥親切的笑容，偶爾還會主動和我們聊天，不知道從什麼時候開始，他還能直接喊出我的名字，也認得老爺的樣子。有時候在一樓大廳遇見，大哥也會主動打招呼和問候，熱絡的互動讓人幾乎忘記自己是在醫院，感覺像是回到另一個家。

又或者說，大哥就像是我們的家人。

醫護人員包含病房助理員，往往都給人冷漠難以親近的印象。因此，每次的住院都讓我有些緊張，擔心不知道這次會遇到哪一個護理師？人好不好？

但羅大哥的笑臉就很能讓我安心，每次我緊張兮兮的坐在病床上時，他總會走進病房和我聊幾句，每天早上交班後，他也會抽空到病房晃一晃。

有一回量體重的時候，他還不客氣的摸了我的光頭，然後逗趣的說：「這個跟我一樣，而且我昨天才剛去理髮而已。」接著又說：「但是妳的比較光，妳有刮過吼？」

我笑說：「沒有。」

大哥逗趣的聊天方式，可能是與生俱來的個性，也可能是職業的關係，簡單的幾句閒聊，卻能讓我心情好一整天，打藥的過程也跟著輕鬆愉快起來。

這難忘的美好經驗，被我寫在最後一次出院時，拿到的意見調查表上，雖然也很感謝其他護理師的付出與專業照顧，但羅大哥的真心關懷，最是讓我念念不忘。由衷的感謝這段期間，有他真心的對待與付出，畢竟他是唯一能喊出我名字的人，光這一點就足夠讓我記住很久、很久。

親密的伴侶，才更應該常說「謝謝」

我是一個冷漠的人，不喜歡和人打招呼，也不常對人說請、謝謝和對不起，還有像是「我回來了」之類的招呼語，所以剛和老爺一起生活時，覺得有些不自在。

一起生活久了，才學會老爺要我說的招呼語，出門時說：「我要出門了」，回家時說：「我回來了」，但有一句話，我始終很少說，那就是「謝謝」。

不知道為什麼，我總覺得說謝謝，有點彆扭，包含老爺向我道謝時，我也覺得十分不自在，常選擇沉默以對。

生病之後，看著老爺一個人忙進忙出，做這個、做那個，我心裡生出了一絲對老爺的愧疚感，覺得如果我不要生病，他就不用這麼辛苦，於是不知不覺的開始對老爺說「謝謝」，是發自內心沒有絲毫勉強的自然。

接著，我開始觀察自己說「謝謝」的各種狀態，我在什麼時候會說「謝謝」？我說「謝謝」時，心情怎麼樣？老爺的回應是什麼？

我發現，當我是個伸手牌的時候，我會對老爺幫我準備的一切道謝，比如煮飯、倒水或張羅其他生活上的小事。從那時候開始，我良心發現般的開了金口，真心誠意的感謝老爺為我做的一切。剛開始，老爺對於我的道謝也有些意外，所以會停頓個幾秒鐘，才回應我：「不客氣」，但老爺的臉上，掛著淺淺的微笑。

幾次之後，互相道謝漸漸成了我們生活中自然的事，除了「謝謝」之外，我也開始可以大方的回應老爺：「不客氣」，行為上的小改變，也意外為我們的生活帶來更多的和諧與溫暖，我甚至覺得自己比之前更快樂。

這就是所謂的「當我們愈懂得感恩，生命中就會有愈多幸福湧現」吧！

於是，我開始向更多人道謝，醫生、護理師、計程車司機……，生活中遇到的人，幫助或為我服務的人等等，大部分的時候，我也能從他們臉上看到燦爛的笑容，而覺得更應該這麼做。

讓我最開心的，莫過於增進我們夫妻間互動的成果，家人之間的禮貌與尊重，是最容易被忽略的一塊，我們往往小心翼翼對待外人，卻隨便又不在乎的對待自己人，殊不知家人才是我們更應該好好對待的人，因為只有家人，會無條件的為我擔憂與陪伴。

平淡的生活背後，其實藏著滿滿的愛

我和老爺都愛喝湯，我喜歡各式各樣不同滋味的湯，加了味噌的味噌湯，或是充滿酸甜口感的酸白菜湯，還有集合蔬菜的鮮甜及肉類鮮味的火鍋湯，但老爺卻只愛無聊的薑絲湯。他的論點是，只要食材夠新鮮，加點薑絲就很棒。

手術後不能輕舉妄動的日子裡，老爺便張羅起我的吃喝，但我又不想吃肉，為了幫我加點營養，老爺總是到市場去尋求新鮮又美味的魚，回家煮薑絲湯。

從薑絲魚湯、薑絲魚湯加豆腐、小白菜豆腐湯到紫菜蛋花湯，彷彿已經把老爺的把戲都使盡了，但我大概吃兩個星期就投降了，淡如水的清湯喝起來總覺得少了點什麼，讓我迫不及待的想自己弄點什麼料理來吃吃。

但老爺從轉診的檢查過程中，凡事遇到需要空腹的檢查，老爺就默默地餓著肚子陪我檢查結束，然後再一起去吃好吃的填飽肚子。

手術、回診、驗血和化療，老爺全程都緊張兮兮的陪著我，哪怕自己的腳傷還恢復得不是很完全，也撐著疲累的雙腳為我東奔西跑。

每次化療回家總是食慾不振，老爺為了讓我有足夠的營養恢復體力，也總是說：「要吃什麼我來煮！」或「要吃什麼我去買！」，哪怕被菜刀切到手，也一聲不吭的打完整場仗，哪怕提重物走路不方便，也不辭辛勞的把食物扛回家。

老爺一直用盡全力，用自己的方式展現著他的愛，那個在我眼中什麼都不做的人，瞬間把家裡所有大小事全一手包辦了，就連貼心的行徑也讓我自嘆不如。

他腳受傷的那段期間，我對他的照顧總是帶點煩躁和不情願，總覺得是老爺讓我的生活增加了許多困擾與不便。我想，這些負能量老爺都有感受到吧！但他卻什麼也沒有說的承受這一切，在我需要照顧的時候，仍然無怨無悔的全心照顧我。

夜深人靜時，我總忍不住想，如果當初我嫁的不是這個男人，生了病之後的我，該怎麼辦？如果當初我嫁的不是這個男人，是不是還可以這麼無憂無慮的休養？是不是還有機會這麼愜意的寫書？我真不敢說。

曾經，我為了不能嫁給最了解我的那個人而感到遺憾，可如今看來，沒有什麼好遺憾的，命運的安排，有一定的道理，老天為我選的，一定是最適合我的，就看我能不能發現這當中的美好。

如果我能愛發生在自己身上的每件事，生活當然就會變得順心如意，因為每件事的發生，都是為了帶給我們更多的啟發與體驗，而且這些經驗，最終都將成為生命的養分，不會白白浪費。

不怕，我們一起加油！

九月三日，透過臉書，我終於找到之前一直很想找的高中老師，豆娘。畢業這麼多年來，我一直希望能有機會再見到她。高中畢業幾年後的校慶活動中，我才知道豆娘辭去了學校的教職，卻沒有進一步尋求豆娘的連絡方式。

豆娘不僅是我的國文老師，也是我的社團老師，更是陪伴我走了一段路的心靈導師，還是用行動鼓勵我的寫作夢的其中一人。

豆娘帶領的虎姑婆康輔社，深深影響了我高中三年的生活，也讓我的高中生活成為到目前為止最念念不忘的一段時光。

出版社確定同意出版我的書後，我想找到豆娘的念頭就更急切了，我想和老師分享這樣的喜悅，同時也感謝老師當年的鼓勵。

幾年前，我曾在臉書上搜尋過豆娘的名字，但一無所獲。那天，不知為何的想再試一試，沒想到就見到了豆娘熟悉的臉。歲月似乎沒有在她的臉上留下痕跡，豆娘還是我記憶中的那個樣子。令人震驚的是，她也生病了。

我們在臉書聯繫上的那天，我激動得眼淚直流。是開心，這麼多年來，我終於找到豆娘，能向她表達心中的感謝了；也是後悔，面對自己真心想珍惜的人，我早該積極的採取行動，而不是坐等時光流逝，等到我倆都生了病。

我細細的讀了豆娘在臉書上的貼文，甚至往前翻找了更多貼文，才了解豆娘的狀況。我沒有詢問老師更多關於生病的事，也沒有過多的討論。豆娘要我「不怕」，我也只能回應「我們一起加油」。在面對疾病的路上，我們不僅是師生，也是病友，想給予更多的「什麼」，卻也擠不出「什麼」，只好很老套又沒建設性的「加油」。

截至我寫下這篇文章為止，豆娘已經完成了九十八次的化療，你沒有看錯，就是九十八次。對比我的六次化療，我簡直無法想像，在如此漫長的化療中，要如何保持樂觀、積極的豁達，更別說還有令人不快的新發展。但豆娘仍然努力的展開笑顏，貼心回報自己的近況，讓所有關心她的人安心。

豆娘的問題在肺部，因為不適合開刀處理，所以只能以化療的方式來控制。這也再次證明，同樣的疾病在不同的人身上，會有不同的治療計畫。因為每個人的身體環境都不同，疾病的特性、發展也不同，自然因應的策略也各有不同。

最近，在整理塵封的陳年舊物中，找到了高中時，寫給豆娘的筆記本。那就是當時，我為了抒發自己的心情，而強迫豆娘看的一些心情雜事，豆娘看完也會回應我，是我重要的心靈寄託。

看著豆娘回應我的字句，覺得有些可惜。因為當時的我，是如此封閉自己的內心，哪怕豆娘是我信任且感到親近的人，我也沒能把她的話放在心上，還是自顧自的，堅持著自己的想法，一點也不願意移動我的腳步，從另一個角度看世界。

自己因此失去，也錯過了很多人、事、物，未來有沒有機會再彌補，不得而知。但能發現自己的錯誤並且改正，都不算太晚。

感謝二十多年後，還能找到這樣的舊物，令人意外的是，那本子上就寫著豆娘的電話號碼，但我卻沒能早點發現。

如果我能早點找到豆娘的電話，這一切會有什麼不同嗎？我忍不住想，心裡泛起陣陣漣漪。

抹去灰塵，寫著「過去」的本子跟著我來到「現在」，就物品的生命週期來說，它可能已經過期，但我卻想留它在身邊，回憶一下過往。

第五章　下一個追尋之旅

因為「人生重要的是方向，不是速度」，所以散步，是最迷人的事。

就算很慢，也不要擔心落後別人，在自己的人生道路上，速度由自己決定，覺得疲累時，休息一下也沒關係。

但要期待人生的下一個篇章，就算害怕，也要回應內心的召喚，勇敢的去挑戰，才能享受未知的愉悅和趣味。

第三個願望：從現在開始幸福快樂的生活！

你有重覆陷入情緒迴圈的習慣嗎？

一件事可以反覆的一提再提，每次提起時，情緒還是一樣的激動、悲傷或憤怒，彷彿事件又再重新發生一次，總是那樣清晰的印在腦海裡。

我會。從小到大，足以影響或改變我生命的大小事、覺得自己被傷害的事件，我都記得，而且可以不厭其煩的轉述。每轉述一次，我就覺得自己更悲慘一次，卻還是樂此不疲，走不出自己情緒迴路。

最糟糕的是，我熱衷於重覆激起悲傷與憤怒的情緒，就是別人眼中負面情緒很重，專門消耗別人能量的那種人。

剛開始，可能是希望藉此來引起別人對我的注意與關心，時間久了，就變成一種自怨自艾的負面性格，那些原本關注著我的人，也漸漸的離我而去。

當我透過書籍、課程等各種方式，看見自己這種無意識的行為後，我才開始學習覺察自己的行為與內心反應，並且有意識的擺脫這種重覆陷入情緒迴圈的習慣。

不再進入情緒迴圈後，我才發現過去的自己有多麼愚蠢，我浪費了大把的時間和力氣，糾結那些無法改變的過去，記恨那些曾經傷害過我的人，埋怨從不在乎我是否存在的父親，但又如何呢？他們都好好的、開心的繼續著他們的生活，只有我，把自己困在原地動彈不得。這樣做值得嗎？這種怨恨有意義嗎？

我雖然學會不再進入那些舊的情緒迴圈，但對於眼前發生的事，我還是控制不了自己。工作上的事、別人的言語，甚至是老爺的我行我素，都足以讓我怒火攻心，怎麼也平復不了激動的情緒，就想爭一個你輸我贏，突顯對方的無理取鬧。

生病後，少了那些令我氣急敗壞的人事物，才發現不知何時起，我又犯了相同的錯而不自知。然後賞自己一個會心的笑。

好吧！我就是蠢，那又如何？反正木已成舟。

至少，我能做到不責怪自己，不讓自己陷入另一個懊悔的情緒迴圈，選擇雲淡風清的看待過往，畢竟我是真的很生氣，只是我忘了，也有不生氣的選項罷了。

那就許自己第三個願望吧！從現在開始幸福快樂的生活！

好普通的願望喔……但也是最實在的，不是嗎？

期許自己不再沉溺在那些無謂又傷身的表面情緒裡，而是時刻覺察、觀照內心，自信自由的生活著，享受我們與生俱來的，幸福快樂生活的權利！

你今天吃對了嗎？

開始每天定時走路運動後，也恢復了之前聽「得到」的習慣，最近聽到了一個新的理論，讓我對於千篇一律的養生觀念有了更深一層的認識。

這個新的理論就是「熱力學第二定律」，他其實是個有名的物理定律，但在這之前我完全不認識他，從來也不會想認識他，因為他與我的生活無關，不過那純粹是我自己無知的以為。

克勞修斯對熱力學第二定律的表述，說的就是熱量從高溫到低溫這種溫度傳導的方向性；但熱力學第二定律的真正內涵其實是一個頗有哲學意味的結論，事物會自發地向混亂、無序的方向發展，而混亂的程度則被稱作「熵」。

用更簡單的話語來說，熱力學第二定律就是表述熱力學過程的不可逆性，孤立系統自發地朝著熱力學平衡方向發展，比如我們往半杯咖啡裡倒入半杯牛奶，在不攪拌的狀況下，咖啡與牛奶也會開始慢慢的融合，直到變成一杯均勻的咖啡牛奶為止，而且這個過程是完全不可逆的，混合開始之後就再也無法把牛奶從咖啡中分離出來，這就是我們生活中常見的熱力學第二定律。

薛丁格在著作《生命是什麼》中提到：「在一個開放系統中，生命物質會藉由原態穩定地保持負熵，來迂迴規避第二定律達成熱平衡的衰滅。」

也就是說，以人體這樣的開放系統來說，我們就得持續不斷地吃下混亂度比較低、熵也比較低的食物，然後排出混亂度比較高，熵也比較高的排泄物，等於我們從環境中獲取了負的熵，來降低自身的混亂度，維持生命現象的發生。

現在我們耳熟能詳的「要多吃原型食物，少吃加工食物」的邏輯，是不是就和薛丁格所說的理論對上了呢？

我們都知道，加工食品裡的添加物多到你我都無法想像，因為是多種物質混合而成，也就是所謂的「熵」，這個「熵」進入我們體內後無法中和人體系統中原有的「熵」，反而製造了更多的「熵」，自然對人體也會產生更多的危害。

而來自於自然界的原型食物，就帶有所謂的「負熵」性質，自然能夠中和我們體內的「熵」，來降低我們身體內混亂的程度，進而保持身體的健康。

在我發現自己生病的半年多前，我開始實行減醣飲食，希望透過大量食用原型食物來調整自己的身體狀況，才發現加工食品無所不在，這也是為什麼血液腫瘤科的病房永遠爆滿，個管師每天都有應接不暇的新診斷個案的原因。

少了加工食品的世界或許有些單調，但過度的精彩也不見得件好事，視覺系的我，對於櫥窗裡那些美輪美奐的甜點、蛋糕總是難以抗拒，鮮美多汁又高熱量的漢堡、肉排……等等也是愛不釋口，以至於加強了第二定律的熱平衡，得花更多的力氣和精神才能衰減他。

以科學的方式認識身體後，讓我對飲食的選擇有了不同的看法與認知，也希望以此做為我健康的再出發，在重返健康的道路上能走得更順遂。

第二回合，我決定不再妥協

每次經過喜歡的手搖飲店，都想停下來買一杯飲料喝，每次看到漂亮的甜點，都想買一個回家吃，美味的炸雞、牽絲的起司，我可以不要和他們分開嗎？

經年累月養成的飲食習慣，幾乎已經是上癮的程度了，對於那些熱愛的食物，真的很難說戒就戒，如果真的都要戒到底，那人生還有什麼樂趣可言呢？

因為這樣想，所以我的內心總是糾結，明知道那些東西對身體不好，但嘴巴就是想念那個味道，我的心也忍不住不想，吃了之後，又滿心罪惡，細數自己又該死的吃了多少毒。

嘿！生活應該要輕鬆愉快一點的，不需要老是在「糾結→妥協→懊悔」中度過，如果我們已經從生病的過程中學到，我必須擁有更健康的飲食習慣，那麼朝著這個方向走就對了。

當我決定戒掉甜食、塑化劑和脂肪，當我認為自己需要建立新的飲食習慣時，這就是我要努力的新方向，而且這就是我。

我想喝飲料的時候，內心會感到糾結、掙扎，是因為我知道這樣做是不對的，這是在削弱我往健康道路走的力量，是在背叛我自己，是在向內心不好的慾望妥協。

那，怎麼辦呢？我可以怎麼做？

所以我選擇和自己對話，告訴自己：「沒關係！妳只是口渴了，我們等一下回家喝水就好。」雖然這種和自己對話的方式，好像也是另一種形式的糾結，但很開心的是，我的慾望是願意溝通的，她可以聽懂我要說的話。

雖然不是每次都管用，但接觸這些食物的次數，卻有明顯的減少，這對我來說就是進步。

我會幫自己煮不加糖的甜湯喝，因為我想喝飲料的另一個原因，只是喜歡冰冰涼涼的東西。既然如此，就幫自己熬白木耳吧！加點蓮子、梨子和紅棗，就算不加糖，也不算太難喝，習慣了之後就覺得，這樣喝也很有味道。

這樣做之後，明顯降低了我對手搖飲的慾望。

可是，其他的食物呢？我只能提醒自己：「調味越少越好，添加物越少越好。」

畢竟，我們不可能永遠不外食，所以，「不吃什麼」就成了外食重要的指標。

當然，還有一種陷阱叫做「吃一點沒關係啦！」這種在聚餐桌上最容易出現的場景，只能靠自己堅定的意志說：「不要！我不吃！」

曾經冰淇淋是我的愛，那種充滿奶味和甜味的美食，確實誘人到不行，但除了「糖」是癌友的拒往戶之外，奶製品也是我的拒往戶，當我從與前同事的聚餐中全身而退時，我知道自己又往前一步了。

慢慢的，我也學會剖一顆百香果放到白開水裡，再切一點蘋果丁，讓開水喝起來酸酸甜甜的很有味道。心血來潮時，也可以煮一點紅茶來搭配百香果和蘋果，喝起來和外面賣的水果茶沒什麼兩樣，但不會有咬嘴或口乾舌燥的感覺。

這是我人生的第二回合，為了爭取更多的時間和空間，與愛的人相處、做自己想做的事，我決定不再輕易的妥協。

愛是意願、是選擇，只能靠行動證明

史考特・派克在《心靈地圖》裡寫到：「欲望不見得都能化為行動，但意願卻是強烈到足以發展成行動的欲望。愛是行動，是一種基於意願的行動。不論多麼想愛人，如果不實際去做，也就無異於選擇不愛，原來的良好動機就此一筆勾銷；那就是愛的抉擇。」

這段話，讓我理解這麼多年來，自己默默的做了什麼樣的選擇。

開始整理母親遺留下來的老房子時，掙扎、忐忑的撥了一組儲存在長期記憶裡的電話號碼，意外聽到「暫停使用」的語音回覆時，大大的鬆了一口氣，但隨之而來的，是一連串憂慮的胡思亂想。

他們發生了什麼事嗎？怎麼突然搬家？現在住在什麼樣的地方呢？過得好嗎？

這些年來，心裡曾斷斷續續的想著要連繫，但不知道該說些什麼，也不知道這樣的主動會不會打擾了誰，於是就這麼放著，從來沒有真正的行動過。

這一次的主動，也不是出自什麼意願，只是不想當事情傳開來，又接到質問的電話，讓我自己渾身不舒服，所以選擇禮貌性的知會。

當我發現，可能就這樣完全的斷絕連繫後，心中還是有那麼一點失落。雖然這麼多年的形同陌路，已無異於斷絕關係，但心裡還是覺得不舒服，至於是什麼原因，我不確定。

曾經是我生活了七、八年的地方，雖然不喜歡，但不能否認自己曾經衣食無缺的被照顧過，除了遍體鱗傷，還有別的在我心中。

事後，偶然遇見老家對面的鄰居阿姨時，才知道我掛念的那一家人，因為房子原址重建而暫時搬到別處居住了，看見鄰居阿姨的電話簿上，記錄著一組新的電話號碼，我的心更沉了。

那是一種被排除在外的感覺。

在回程的高鐵上，我和老爺聊起這件事，也表達了我心中的失落和沮喪。突然間，我和這個地方的連結，只剩下那間令人困擾的老房子，我幾乎成了真正的陌生人。怎麼會這樣呢？又怎麼不會這樣呢？

我的離家出走，象徵著把他們請出了我的生命。這麼多年來，雖然有想過，但卻未曾真正的付出過關懷與問候。原來我早就選擇了「不愛」；因為

「不愛」比「愛」更能滿足我的需求。我的抉擇是為了滿足我自己，「不愛」很簡單。

既然「不愛」是我的選擇，那麼沮喪與失落，應該就只是我不想被貼上「無情」、「忘恩負義」、「不懂感恩」等等的標籤所產生的情緒，而不是我的心真的怎麼了。想到這裡，我有一種豁然開朗的感覺。我向自己坦誠了，一直以來不敢承認的自私情感，一切都是為了自己的想法。

真正的愛，包括愛自己和愛別人。「愛」是我多年來反覆學習，仍無法修成正果的課題。在我學不會愛自己之前，自然也不懂如何愛別人。現在，我在愛自己的同時，也學習愛別人，只是我目前能付出的愛有限，我必須有所取捨，令我痛苦的必將被捨去。

「下次，我們以觀光客的身分來吧！」最後，我這麼跟老爺說。希望下次能帶著全新的心情，再次踏上這片土地。

愛、不愛，沒有對錯。我不再背負不該我的責任，也不想再擔憂別人臉上的嘴，只要能讓自己好好的、心理健全的活著，就是好的。至少我是這麼認為。

不遺憾清單裡的重要項目

人生能有幾次叛逆的機會？如果有機會，你會選擇叛逆嗎？

十九歲那一年，我瞞著所有人辦理了休學，默默搬離住的地方，想脫離一切的束縛，尋找屬於自己的天空，過屬於自己的生活。

但一個連打工經驗都沒有的孩子，一夕之間，究竟要如何獨立自主呢？

當然，慶幸當時，我遇見了許多貴人，他們有的收留我，有的給我一份工作，有的陪我走了一小段路，雖然一路走來搖搖晃晃，但也還算可以。

是什麼原因，讓我選擇離家出走？又是什麼原因，讓我決定非做這件事不可？答案很簡單，就是「不想再這樣下去了」。

父母不能選，家庭背景不能選，生活環境也不能選，當我還無力為自己做些什麼時，我只能暫時忍耐，等待時間過去，直到我可以為自己負責。

如此開啟的人生，充滿了辛苦、無助和孤單，但我並不後悔自己的選擇，因為我知道，這是真實的我的人生。

確診乳癌後，我心裡興起了第二次叛逆的念頭，原因仍然是「我不想再這樣下去了」，所以我回到家，第一件事，就是跟老爺說：「治療結束後，我要一個人搭火車去旅行。」

這算什麼叛逆呢?這是叛逆,而且超叛逆,因為我從來不敢這樣大膽的說出心裡的想法,也沒有想過拋下老爺,一個人去做點什麼,總覺得自己一個人做想做的事,是自私的行為,但我的心,是真的想這麼做。

一〇六年十月的某天深夜,臉書上突然出現一則訊息寫著:「好奇問,如果有一個月或甚至更久的長假,你會打算做什麼?」當時我留言回答對方:「一個人旅行,搭著火車,跟隨自己的心旅行。」但時至今日,我一班火車也沒有搭上。

如果我再不做,未來還有實現的可能嗎?我不敢說。

從小我就愛搭火車,不一定要去哪裡,只要坐著火車搖搖晃晃的看風景就很滿足,尤其喜歡坐在大玻璃窗後側的位子視野特別好,坐上火車就好像能聞到記憶中鐵路便當獨特的味道,也能回味小時候和母親一起搭火車的感覺;印象中,小時候好像很常搭火車,不記得到過什麼地方,卻記得望著窗外風景,與母親遞來的鐵路便當的氣味。

也不是一定要去哪裡，只要坐上火車，就覺得心情很好。不過，這次一個人的火車之旅，我鎖定的目的地是「每一個看得到海的車站」。

大海，是繼火車之後，最讓我傾心的了，平靜的大海，陪我走過了許多憂傷的日子，心情不好時，就想看看海，鹹鹹的海風吹起來有點濕黏，但卻是我喜歡的感覺。

我的第二次叛逆，還沒有開始實行，但我已引頸期盼，且認真計劃，畢竟第一次的叛逆太過衝動，讓自己經歷了一段很驚險的日子，為了讓事情順利一點，我決定做足功課再出發。

行動吧，一個人又如何

有天，在臉書滑到一則馬拉松的報名資訊，讓我突然停下滑動的手指，並把險些錯過的頁面往回拉，那是二〇二〇萬金石馬拉松的報名訊息。

我定定的看了很久，然後默默的填下報名資訊，反正還需要抽籤決定報名成功與否，就先登記一下吧。

邊填寫資料的同時，我的心裡有一個聲音在笑我，覺得我一定是瘋了才會想參加馬拉松，而且還選了那麼遙遠的地方，雖然有接駁車，但必須在凌晨三點半上車，也就是說我最晚兩點半就得起床。

但，我還是想去。因為北海岸的風光，因為是馬拉松。

為什麼想參加馬拉松呢？我也說不上來。我居住在台北馬拉松的必經之地，每次有馬拉松活動時，我看著那些跑者，都很想知道跑馬拉松是什麼感覺。或許也是一種，想知道為什麼有這麼多人喜歡馬拉松的念頭吧。

每年十二月，國稅局都會舉辦「統一發票盃路跑活動」，去年和公司的同事們還一起參與了這項盛事。

因為我們是成天坐在辦公室不動的肉雞，所以自然是報名三K的休閒組。當天，同事帶了自家小小孩共襄盛舉，我們也就三三兩兩的走著，邊走邊聊天，順便溜小孩。

看著離自己越來越遠的跑者，我突然有一種嚮往和渴望，好想也跑跑看馬拉松，好想知道這樣跑著的感覺是什麼。

但我始終沒有行動，因為我害怕一個人，又找不到人願意陪我跑步，所以就這樣放著，直到發現自己生病。直到完成治療後，漸漸習慣一個人行動，覺得一個人也沒什麼關係。然後機會就來了。

從登記到公佈錄取名單，前後間隔了將近一個月的時間，久到我幾乎都要忘了這件事。直到十月二十五日，我在移動的高鐵上收到繳費通知信，才想起有這件事，而且還是正取名額呢。

很不可思議。明明我是參加抽獎從沒中過獎的人。但我卻一次就拿到入場券，連老天爺都感受到我想參加這一場馬拉松的熱切嗎？真是太棒了！

不過，這只是開始，接下來做的，就是在馬拉松來臨之前的自主訓練。我雖然只是報名挑戰馬，但也有十公里這麼遠，而且必須在一小時四十分鐘內跑完全程，對於一個跑步資歷為零的新手來說，真的是一大挑戰。

再加上，化療之後的體能還沒完全恢復過來，想參加這樣的賽事，自然得做足更多的功課，才能確保自己的安全。

瘋狂嗎？我想是的。但我已經開始期待。希望自己在未來，也能像這樣，勇敢的嘗試自己想做的事，為人生增加更多不同的體驗。

凡事都需要練習，生活也是

七月二十日，我剛從賣場買回一顆漂亮的山東大白菜，準備醃製我愛吃的酸白菜，大刀二揮，大白菜漂亮的分成四份，才剛丟進桶內，豪邁的灑下鹽巴，通知住院的電話就打來了，這真是苦了我呀！

不想錯過醃酸白菜的機會，所以和書記討價還價的多延了幾個小時報到，好讓我有足夠的時間把醃酸白菜的前置作業做好。

出院時，酸白菜已經順利的在發酵當中了。

我長到二十多歲才知道有酸菜白肉鍋這種東西，第一次吃的時候覺得驚為天人，因為酸白菜的滋味太迷人，配上多汁的白肉，讓人一口接一口的停不下來，不是很懂吃的我，感受不出那酸酸的湯汁裡有什麼不對。

但學會醃酸白菜後，就知道自己醃的酸白菜，和外面店家吃到的酸白菜有什麼不同。自己醃的酸白菜的酸是順口而不嗆鼻的，外面常吃的酸白菜，除了酸的不自然外，也少了一個發酵的香味，和白菜爽脆口感。

醃漬菜是一個有趣又充滿挑戰的過程，即使是同樣的原料，同樣的工序，每一次收成的結果也會有些微的差距，有時候甚至會莫名的收穫失敗。

生活也是如此。

即使每天付出一樣多的努力，一樣的小心謹慎，失敗和崩潰還是很容易發生，為什麼呢？誰知道。

如同苦思不著醃菜失敗的原因一樣，生活中的許多事，沒有規則可循，外在的干擾因素不勝枚舉，有的還可能超出我們的認知。

每倒掉一桶在期望中失敗的菜，我就想著：「沒關係，下一次就會成功。」且從不曾因此責怪或否定自己。但只要生活中有一點點的不順心，或對周遭的事物產生嫉妒心時，我就忍不住懷疑自己，甚至怨恨別人。

醃菜這麼難，又這麼麻煩，為什麼我可以不厭其煩的做，而且屢敗屢戰？因為我知道只要成功了，就有好吃的泡菜，就可以換來與老爺愉快的一餐飯。所以我願意。

對於生活，我卻一籌莫展。我可能根本不知道自己是誰，也不知道自己真正想要的是什麼，更不知道自己願意為了改變做些什麼。所以不斷感到混亂和困擾，以至於總是希望時間快轉，帶走我厭惡的那個失敗的自己，以為這樣，理想中的那個我就會出現。

「乳癌」是一個充滿黑暗，但純粹的空間。在這裡，我知道自己是一個病人，知道自己想要恢復健康，也知道自己願意配合所有的療程去治癒他。我的心開始變得安定，一切就開始改變。

塞內加在《論生命之短暫》裡提到：「學會如何生活，要耗費一生的時間，學會如何死去也是。」

我則是在死亡的威脅下學會「生活就是依循生性的活著」。為了好好的活著，我集中注意力，關注自己內在和外在的環境，找到困擾自己，而且有能力和意願改變的東西。

接受問題、面對恐懼，並與自己協商、擬定策略。不擅長對別人付出的我，一直以來都是厚臉皮的接受別人的好，卻不曾反饋過什麼給對方。為了答謝在治療期間陪伴我的朋友，我決定在酸白菜收成時，邀請她到家裡來吃火鍋。

款待朋友其實有趣，但很困難，尤其是我從沒這樣做過。雖然就像小時候的扮家家酒，升級成真實的成人版。但張羅吃的喝的，既要分量足夠，又要口味大眾，這點就難倒我了。

最後事實證明，下一次會更好，因為朋友事後表示沒有吃飽。或許，我可以更坦誠的和朋友討論準備食材的方式，直接告訴她，我預計準備哪些食材，同時也向她表明，歡迎她帶自己想吃的食材過來，這樣賓主盡歡的機率才更高吧。

沒辦法，只能誠懇的向朋友道歉，同時向她坦誠，對於帶朋友回家吃飯這件事，我還需要更多的練習，並承諾下一次保證讓她吃飽。

品味生活中的各種美好，是一種新的學習，我也正在摸索。重要的是，當我發自內心的想改善生活時，我的軌跡就會率先改變。

能照顧你，原來是一種福氣

老爺腳受傷時，我在醫院陪睡了一個月，出院後，又全職在家照顧他兩個月。當時，我對於照顧人這件事感到很煩躁，偷偷抱怨著：「為什麼總是我在照顧他？怎麼就沒感覺他照顧過我什麼？」

在老爺這次摔傷腳之前，也摔傷過手。那一次，他的手被石膏封了一個月，洗澡的事還得由我代勞。

是因為從小就被訓練獨立自主的緣故嗎？好像從小就一直希望能被照顧，但卻好像始終都在照顧別人。

發現腫瘤之後，我想起了自己曾經抱怨的事，沒想到被照顧是這樣的。這也算是一種心想事成嗎？我真不敢說。

有些人在和我聊起生病的事時，都覺得我好像一點愁雲慘霧的感覺都沒有，每一次看到我都是笑嘻嘻的，精神和氣色也都很好，沒有一點病人的模樣。

但我想，我是深刻的感受到「念力」以及「吸引力」的威力，知道這一切好或不好的事，都是透過信念導入我的生命中，所以小心翼翼的覺察著自己的行為與想法，只專注在把美好的事物導入生命。

我老實的向自己懺悔，也向自己的身體道歉。是我害她受苦了！愚蠢的我，在生病之後才發現，原來能夠照顧人是一種偌大的福氣，那是身體健康、能力有餘的象徵，如果沒有健康的身體，沒有足夠的能力，想照顧人也是心有餘而力不足吧！

看老爺為了照顧我忙得團團轉，而我只能呆坐在一旁時，心裡覺得怪不舒服的，因為我突然連照顧自己的能力都沒有了。對病人來說，那是一種極大的挫敗感，和前所未有的沮喪。

原來以為，飯來張口、茶來伸手的貴婦生活應該輕鬆愉快，但實際上卻有很大的落差，這或許也是在自己成為被照顧者之前，所沒有想到的。

當我以為，能被無微不至的照顧是一種幸福時，卻沒想到，能照顧別人更是一種福氣。

當我埋怨，照顧人很累的時候，殊不知，被照顧的人也覺得很無力。若不是非不得已，我想，沒有誰願意只是當個被照顧者吧！

所以，在我精神和體力不錯的時候，就會迫不及待的想做些什麼，來減輕老爺的負擔，哪怕只是熱湯、洗碗或準備餐點這種小事，當我感受到能再次為另一個人做點什麼時，心裡反而充滿了成就感與幸福感。

我不會再想被照顧了，我希望我們都能好好的、健康的照顧彼此，更發自內心的、主動的關懷對方。

生活不容易，不要用蠻力

發現生病前，平時的採買都是我一手包辦，因為老爺有小兒麻痺，去年又剛折了腿，家裡用的吃的都是我買。手術後，右手暫停使用，獨臂人能做的實在有限，老爺只好扛起所有的事，既要負責賺錢，也要處理瑣碎的家事，看著雖然覺得心疼，也覺得該讓老爺嚐嚐做家事有多累。

趁著連日的雨暫歇，我們又一起出門採買，由於前幾次採買，老爺徒手扛菜太辛苦，這次特別帶著我的買菜車出門，也趁機向老爺炫耀我平時採買的技巧。

推一台小推車，上層重疊於兩個購物籃，下層則於我的買菜車，挑選完要採買的物品後，在結帳台前把裝滿物品的購物籃扛上收銀台，留下來的那個購物籃，則可以用來裝刷過條碼的物品，迅速結好帳，離開收銀台，再到一旁的休息區，慢條斯理的將物品整齊的放進買菜車，然後優雅的離開。

優雅，大概是職業婦女最奢望的形象了，常常大包小包掛在手上，能一次買好就不想分兩次，最後把自己搞得跟阿信沒兩樣，有時候都覺得我是不是太不愛惜自己了？

這個問題我也是想過的，我曾經想利用網路購物來減輕自己的負擔，例如常用的衛生紙、洗衣精、洗碗精……等等日用品，只要動一動手指，東西就直接送到家門口，不是簡單又快速嗎？但因為網路購物採買的數量比平時採買的要多，老爺以家裡沒有多餘的空間可堆放為由，拒絕了我的提議，但出門扛東西的人不是他。

終於，當神力女超人進場維修，而老爺自己又不能如法炮製的扛一堆日用品回家時，老爺才自己開口，要我以後這些日用品都在網路上訂一訂就好。怎麼差這麼多？

雖然多扛了幾年的時間，但我們家老古董的心終於理解我了！其實我知道也不完全是老爺的問題，畢竟我們住在與他工作室兼住家的小套房，能運用的空間實在很有限，再加上本人的收納功力非常有問題，當時是也真的沒辦法這樣做。而現在，是即使沒地方放，也得這樣買。

這大大的省去我非常多的苦力活呀！只需要學會管理庫存就可以，不需要再大包小包的操勞自己的雙手，尤其在右邊摘掉十顆淋巴，左邊又安裝了一個人工血管後，武功基本已經等同被廢除了，兩隻手合計只能提五公斤的東西，根本隨便就超重。

這又是因禍得福了，對嗎？至少我自己是這麼覺得，生病雖然不是什麼好事，但卻也意外的讓我得到了許多好處，我想要的優雅就有了呀！

剩下的採買就是上市場而已了，這當然更不會是問題，因為家裡的冰箱有多大自己知道，想一次買太多的食材也不可能，自然是冰箱塞滿就結束嘍！少說一星期得上兩次市場才行，想吃什麼買什麼，食材不夠就多出門幾趟當運動，最重要的是讓自己「放輕鬆」。

更大的收穫是，和老爺一起出門的次數變超多，估計他會把過去十年沒陪我出門的債，都在這次還清了。

只有兩個人，也要一直牽手到最後

跨年夜，國小同學在臉書貼出了即將當媽媽的訊息，看了令我羨慕不已，那些說將來我的小孩會很幸福的高中同學，一個個的追著孩子跑，繞著孩子轉，而我還空著雙手。

這些年來，我也曾與老爺討論過，至少生一個孩子，因為我們兩個人，跟自己的原生家庭都很疏離，一直彼此相互依賴過日子。看著電視新聞裡的社會事件，和身邊的生離死別，總覺得如果有一個孩子，不管我們兩個誰先走，被留下來的那一個人都能有個伴。

但這件事之後不了了之，我也沒再提起。

決定要做化學治療前，個管師會先瞭解病人的生育狀態，是否有孩子？以及未來是否有生育的計劃？

面對生育計劃的問題，我不假思索的回答「沒有」。確實早在我滿三十歲之後，就沒有再認真的想過生孩子的事了。國小四年升五年級的暑假，我家媽媽進醫院去生我同母異父的妹妹後，因大量出血被送進手術室摘除子宮，在腦部缺氧的狀況下搶救生命，醫生說就算救回來也有可能成為植物人。當時雖然年紀小，沒有多想什麼龐大的醫療費用問題，但心裡想，如果媽媽只能一動也不動的躺在那裡，還不如讓她就這樣走了乾脆點。幸好，我家媽媽在住進加護病房的隔天晚上，因為大量內出血離我而去，那年她才三十三歲。

這個陰影一直跟著我到現在，對於孩子的事有嚮往，也有恐懼。更別說我已經三十八歲，實在也沒有勇氣去拚命，再加上我和老爺有著十六歲的年齡差距，孩子未來的照顧責任，多半是要落在我手上的，這個部分也叫我退怯。

倒是我家老爺開口踩了剎車，認真的詢問個管師，如果未來想生育要怎麼做？

「要先到婦產科（其實是不孕門診）請醫生評估，然後冷凍卵子、精子甚至是卵巢，等治療結束後再放回去。」個管師正經八百的說。

「那還是算了！」聽完，我和老爺相視而笑，老爺開口拒絕。

姑且不論要耗費一大筆費用，光是想到取出卵子和卵巢，要用的時候還得放回去的過程，我就覺得頭皮發麻，我連乳房部分切除都怕到哭，擔心麻藥退了之後會痛不欲生，哪可能還願意承受這額外的痛呢？況且身為家裡棟樑的老爺也不想再往自己身上強加負擔呀！

我家老爺是個愛孩子的人，但他的顧慮比我要多上千百倍，我倆攜手十年無子也是因為他擔心養不活，隨著時間長了，我自然也就打消生孩子的念頭，只不過我也會好奇我們的孩子長什麼樣子？但我是ＥＲ陽性且ＰＲ陽性的乳癌類型，也就是說癌細胞會受到荷爾蒙的刺激而生長，所以在化療和放療結束後，還得接受十年的荷爾蒙治療，在這過程中，如果想生育就得停掉荷爾蒙治療的藥物，那麼癌症復發的風險也會跟著提高。

老爺舊家附近有個鄰居，在懷孕時發現得了乳癌，仍選擇生下孩子，生下孩子後沒多久就去世了，老爺說不希望同樣的事發生在他自己身上。

就這樣，我們夫妻成了真正的頂客族，徹底對生孩子這件事死了心，相對也省去很多要為孩子操的心。

「我們就把養孩子的錢存起來，以後住養老院吧！」關於這樣的老後生活，我和老爺偶爾會聊到，我也會想如何讓自己的老後不孤獨，但現在是真的需要好好規劃我們的老後。

當然，更重要的是，我們都要健健康康的，陪對方久一點。

別忘了，身體也要定期清理喔！

吃了兩週的藥之後，真的出現一些更年期的不適，還莫名的腫了將近一公斤，這讓我有些焦慮。因為我還不想變成真正的大嬸，未來的日子還很長。

最近，我成了一個無時無刻都在流汗的爆汗動物，感覺很不舒服，常常不小心就長出疹子來，痛苦加倍。

我的背脊不定時的會傳來一陣熱，它會慢慢的爬上腦門，然後使我的臉微麻，接著就感覺到，有什麼正爭先恐後的從我的毛細孔竄出，直到它們蓄積成一顆顆小水珠，大到再也承受不了自己的重量而滑落，或者被我的手帕一網打盡。與汗水對抗，成了我日常重要的工作。

三十八歲的更年期，是我沒有想像過的，縱然知道更年期會有些不適的症狀，但絕對沒有預期到會是如此猛烈、令人難以招架的。

網路上有報導指出，運動可以改善更年期這種燥熱的症狀。那就運動吧！可以同時調整體適能、幫助身體降溫和減肥，也算是一舉數得吧！

比起化療期間只能在家踩踩健身車，我現在比較想做的是，穿上運動衣和運動鞋，走出門去的運動。立秋之後的晚上，已經有涼風吹拂，很適合在晚飯後到公園運動。

說運動，可能有點沈重，也令人發懶。因為我也是那種不太喜歡活動身體和流汗的人，聽說這是人類的天性，我們的基因設定本來就是「多吃、少動，儲存能量以備不時之需」。現代當然已經沒有糧食短缺的問題，但人類的基因設定並沒有隨著調整，所以運動，需要一點強迫性。

在體力尚未完全恢復的期間，不要太勉強自己，但也不要對自己太好，要讓自己有一點累，又不要太累，所以從走路開始也沒關係。

少了上下班的通勤，運動量真的銳減很多，更別說還少了工作那八小時忙碌的來來去去，帶自己出門走路真的很有必要。

當然偶爾也可以跑跑步，增添一點運動的趣味，太過一成不變的運動安排，可能會扼殺了好不容易培養起來的興致，那就可惜了。

結伴同行或上健身房，甚至幫自己找個健身教練，也都是不錯的選擇，只要自己可以接受都好。

意志不堅定的我，決定先在住家旁的公園走走路、跑跑步，讓身體習慣這樣的活動後，再來考慮下一步。

剛開始運動幾天，每天爆汗的感覺很是舒服，雖然不知道自己的身體哪來這麼多水，但透過流汗來排身體的毒，感覺特別棒，尤其我發現，自己擦過汗的毛巾乾掉之後，會有一股藥味，就更覺得每天的流汗儀式不可少，畢竟天天都在吃藥，那些化學成分太長時間的停留在體內也不好，而且說不定還有化療藥物的殘留呢！

再加上，過去那些在身體裡面陳年的毒素，包括飲食、生活習慣及環境中的毒，還有情緒的毒，也都應該好好幫身體定期大掃除才行。

既然身體已經出過一次狀況，可就不能太輕易的放過自己，如果現在的舒服，可能換來之後的痛苦，那我寧可選擇從現在起，每天痛苦一點點，日後的病痛就可以少一點。

後記

想不到有一天，我能捧著筆電坐在草地上，在微風的吹拂和薩克斯風悠揚樂音的包圍下，進行校稿的工作。

好快，我成為二小姐也即將滿一年了。這期間看似發生了許多事，但又似乎什麼事也沒發生。激動的情緒、內心的澎湃、焦慮和不安，隨著時間推進，也漸漸歸於平靜，恢復了往常的秩序。

定期的追蹤檢查成為生活的一部分，重複也成為日常，每隔兩天進行一次的環境整理，每週固定的採買，每天的創意料理發想，一次又一次的過程中，我看見每天進步一點點的自己，也感受著專注於生活的美好，這樣簡單又充實的日子，我很滿意。

親友間陪伴和關切的頻率，隨著療程的結束，也自然的回到正常值。在這麼多愛的包圍和支持下，我成功穿越了危機滿佈的叢林，奔向欣欣向榮的廣闊平原。我回來了。

對於「接下來有什麼打算？」諸如此類的問題，讓它隨風去吧！在重新定位人生方向，確定自己的追尋後，只需要跟隨內心的指引前行，其餘的別想太多。

也不要急著做什麼，讓不安的感覺緩慢流過身體的每個角落，傾聽內心的聲音，不論那是什麼，都要好好的接納自己，因為那是真實的你。

十一月時，和好友預約一個太平山的旅行，旅程結束，友誼也結束了；想見陪伴我一整路的學姐，聊聊近況、吃吃飯，卻換來嚇得她不敢和我聯絡。算了吧！散就散了！我還是我。

能用不帶任何負面情緒的從容，來面對這些狀態和改變，令我感到欣喜若狂，因為我知道我的心解放了。

當我能誠實的面對自己的內心，不再為了迎合誰而委屈自己。為了活得更自在，願意練習並嚐試一個人做任何事：和自己約會、帶自己去旅行，或者加入一個登山社團，和社友結伴登山等等。我就開始享受一個人的自由了。

主動出擊，為我創造了許多新的體驗和可能，也能掌握更多主導權，生活當然隨著越發順心。

在知道自己可以做什麼之後，日常的抱怨也就跟著消聲匿跡。想和不方便上電影院的老爺看場熱門的電影時，就學習把家裡變成電影院；想和老爺品嚐美味，又不想聽他嘮叨碎唸時，就把美食帶回家，或者我來當主廚。重要的是，我們一起愉快的度過那些美好時光。消逝了就不會再回來的那些時光，轉換成回憶，儲存在過去，時刻都能夠提取、回味和討論，更是資產清單上的重要項目。

當然生活不會只有美好，也不會就此一帆風順。我也可能突然被悲慘砸中，興高采烈的帶自己宜蘭一日遊，回程時，為了追趕火車在大馬路上奔跑，結果不僅火車沒趕上，還擠傷腳趾頭，換來此生頭一遭的甲溝淡，開春第一天就到醫院報到。

還有像是新型冠狀病毒這樣的突發事件，擾亂我每個月和自己約會，以及帶自己出遊的計劃。因為醫生說：「人多的地方不要去。沒事不要出門。」但存在就是需要一點局限性，有了局限，才能產生獨特的故事，激發出新的想法。

也別忘了，要像照顧生病的寵物那樣照顧自己、關注自己，恰如其分的熱愛自己，選擇對自己真正有好處的事物，並與真心希望你好的人做朋友，簡化你的人生，直到你覺得滿意為止。

雖然疾病的標籤會淡化，治療的痛苦也會過去，但永遠不能忘記的是，要「好好愛自己、接納自己」，這是重要的起點，也是一切的根本。

我們的生命不論好壞，都是第一次經歷，也是唯一的一次。所以不要苛責自己，也不要失去希望，不要讓恐懼偷走你的時間，更不要讓擔憂指引你的方向。也不要把疾病看得太嚴重，要泰然自若的承認現況，然後跟隨你的心，找到隱藏的自己。

你會發現生命依然美好，生活仍然值得期待。感到痛苦時，堅持做你喜歡的事、想做的事，和不做會後悔的事，便能找到平衡，得到支撐下去的勇氣。

最後，感謝正在閱讀本書的你，也祝福在疾病路上的每個人，都能找到屬於自己的風景。

全文完

醸生活26　PE0172

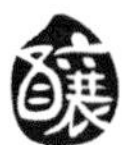

一切都是最好的安排：

乳癌帶來的5趟旅程，重新發現生命的美好

作　　者　二小姐
責任編輯　尹懷君
圖文排版　周怡辰
封面設計　蔡瑋筠

出版策劃　釀出版
製作發行　秀威資訊科技股份有限公司
114 台北市內湖區瑞光路76巷65號1樓
電話：+886-2-2796-3638　傳真：+886-2-2796-1377
服務信箱：service@showwe.com.tw
http://www.showwe.com.tw
郵政劃撥　19563868　戶名：秀威資訊科技股份有限公司
展售門市　國家書店【松江門市】
104 台北市中山區松江路209號1樓
電話：+886-2-2518-0207　傳真：+886-2-2518-0778
網路訂購　秀威網路書店：https://store.showwe.tw
國家網路書店：https://www.govbooks.com.tw
法律顧問　毛國樑　律師
總 經 銷　聯合發行股份有限公司
231新北市新店區寶橋路235巷6弄6號4F
電話：+886-2-2917-8022　傳真：+886-2-2915-6275

出版日期　2020年5月　BOD一版
定　　價　280元

版權所有・翻印必究（本書如有缺頁、破損或裝訂錯誤，請寄回更換）
Copyright © 2020 by Showwe Information Co., Ltd.
All Rights Reserved

Printed in Taiwan

國家圖書館出版品預行編目

一切都是最好的安排：乳癌帶來的5趟旅程,重新發現生命的美好 / 二小姐著. -- 一版. -- 臺北市：釀出版,
2020.05
面； 公分. -- (釀生活；26)
BOD版
ISBN 978-986-445-385-6(平裝)

1.乳癌 2.病人

416.2352 109003685

讀者回函卡

感謝您購買本書，為提升服務品質，請填妥以下資料，將讀者回函卡直接寄回或傳真本公司，收到您的寶貴意見後，我們會收藏記錄及檢討，謝謝！

如您需要了解本公司最新出版書目、購書優惠或企劃活動，歡迎您上網查詢或下載相關資料：http:// www.showwe.com.tw

您購買的書名：________________________________

出生日期：________年________月________日

學歷：□高中（含）以下　□大專　□研究所（含）以上

職業：□製造業　□金融業　□資訊業　□軍警　□傳播業　□自由業

□服務業　□公務員　□教職　□學生　□家管　□其它_____

購書地點：□網路書店　□實體書店　□書展　□郵購　□贈閱　□其他

您從何得知本書的消息？

□網路書店　□實體書店　□網路搜尋　□電子報　□書訊　□雜誌

□傳播媒體　□親友推薦　□網站推薦　□部落格　□其他__________

您對本書的評價：（請填代號　1.非常滿意　2.滿意　3.尚可　4.再改進）

封面設計____　版面編排____　內容____　文／譯筆____　價格____

讀完書後您覺得：

□很有收穫　□有收穫　□收穫不多　□沒收穫

對我們的建議：________________________________

____

____

____

請貼
郵票

11466
台北市內湖區瑞光路 76 巷 65 號 1 樓
秀威資訊科技股份有限公司 收
BOD 數位出版事業部

（請沿線對折寄回，謝謝！）

姓　　名：＿＿＿＿＿＿＿＿＿＿　年齡：＿＿＿＿　性別：□女　□男

郵遞區號：□□□□□

地　　址：＿＿＿＿＿＿＿＿＿＿＿＿＿＿＿＿＿＿＿＿＿＿＿＿＿＿

聯絡電話：(日)＿＿＿＿＿＿＿＿＿＿＿＿(夜)＿＿＿＿＿＿＿＿＿＿＿＿

E-mail：＿＿＿＿＿＿＿＿＿＿＿＿＿＿＿＿＿＿＿＿＿＿＿＿＿＿